Claudia Schauflinger

ZWIEBEL IM GEPÄCK

Familien-Hausmittel für unterwegs

maudrich

INHALTSVERZEICHNIS

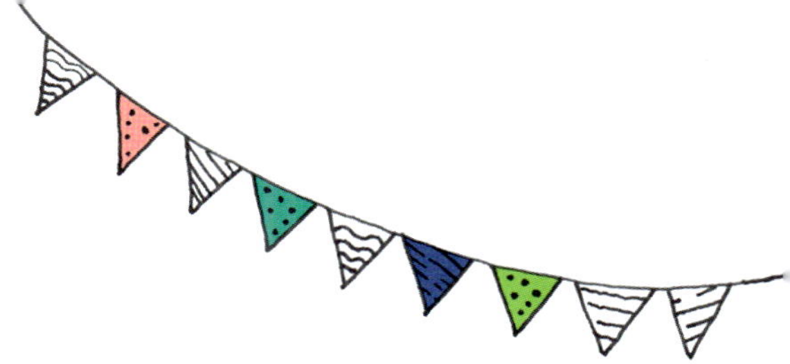

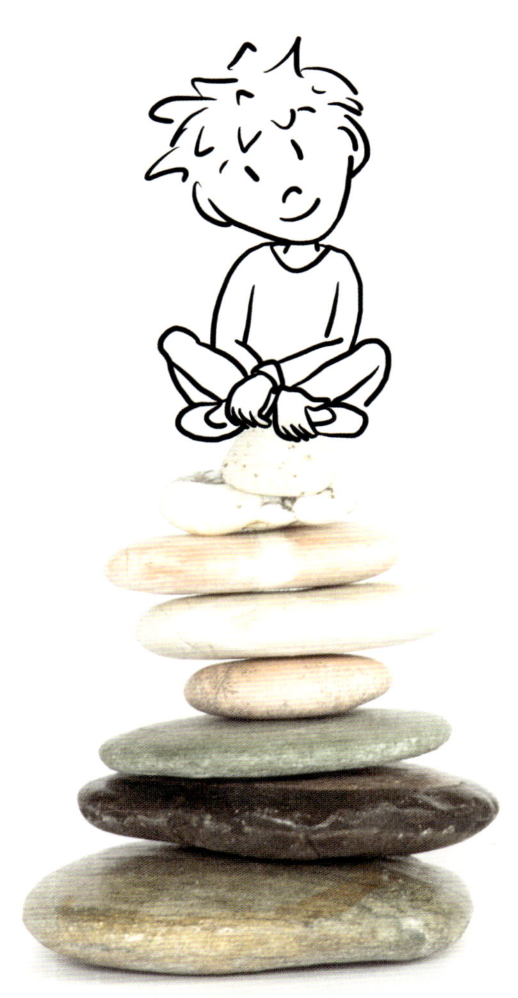

WELT, WIR KOMMEN!

Kleine und große Naturabenteuer als Familie genießen, was gibt es Schöneres? Unterwegs, mit wenig Gepäck, mit Leichtigkeit und Neugierde. Das klappt besonders gut, wenn wir wissen, wie wir uns mit einfachen Handgriffen und wenigen Zutaten bei kleinen Wehwehchen selber helfen können. Denn kleine Unfälle und Schrammen – aber auch Infekte und Erkältungen – kommen leider auch im Urlaub vor.

In diesem Buch findest du eine Auswahl an minimalistischen Hausmittelrezepten, die sich in meiner Familie bewährt haben. Wir haben vielfältige Erfahrungen sammeln können und unterschiedlichste Situationen kennengelernt. Mit unseren beiden Jungs konnten wir sowohl mehrmonatige Rucksackreisen als auch Wanderungen und natürlich Ausflüge in den nächstgelegenen Wald, zum Bach oder auf den Spielplatz um die Ecke genießen. Dabei haben wir so allerhand erlebt!

Angefangen bei kleinen Verbrennungen über Schrammen bis hin zu Erkältungen und Brechdurchfall – Familienleben eben. Nur dass man unterwegs nicht auf alle vertrauten Zutaten aus dem Küchenschrank zurückgreifen kann. So haben wir besonders schätzen gelernt, dass wir uns selbst helfen können. Immer wieder war es notwendig, mit dem Wenigen, das zur Verfügung stand, Unterstützung zu geben.

Wissen über Hausmittelrezepte, ein paar Kräuter vom Wegesrand und Kreativität beim Umfunktionieren von Alltagsgegenständen zu Hausmittelhelfern haben mir ermöglicht, meine Kinder bei kleinen „Auas" unterwegs zu versorgen. Ein Erste-Hilfe-Kurs für Kinder sei hier auch empfohlen. Fachgerechte Hilfe und die Fähigkeit, ernste von banalen Verletzungen zu unterscheiden, ist Grundlage jeder guten Entscheidung.

Leichtes Gepäck und möglichst wenig Ressourcenverbrauch durch das prophylaktische Mittragen von Medikamenten war und ist mir ein Anliegen. Daher haben wir unsere Reiseapotheke stets schlank gehalten.

Ob das auch euch gelingen kann? Ganz sicher!

NICHT VIEL DABEI? SO KANNST DU UNTERWEGS HELFEN

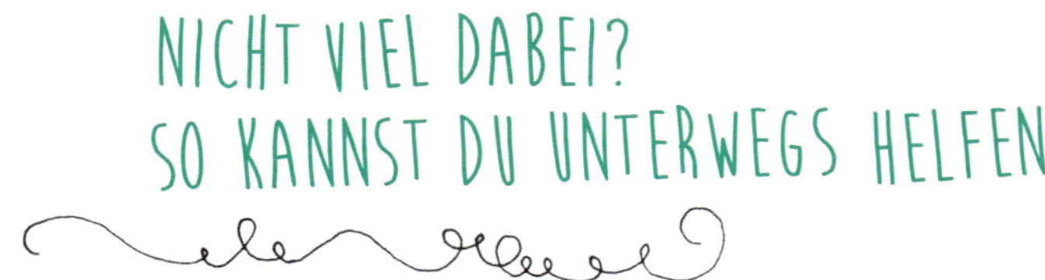

MIT HAUSMITTELN, NATÜRLICH
Wir fragen uns: Was ist mit dabei? Im Reisegepäck? Was in der Wickeltasche, im Baderucksack oder in der Fahrradtasche? Was gibt die Natur her? Was kann jeder Supermarkt uns bereitstellen, um alltägliche Wehwehchen zu begleiten? Möglicherweise seid ihr im Moment weit weg von zu Hause. Hausmittel könnt ihr trotzdem jederzeit anwenden.
Zu Hause ist kein Ort, sondern ein Gefühl.

MIT LEICHTIGKEIT!
Hausmittel helfen Symptome zu lindern, sie können den Krankheitsverlauf verkürzen und das Wohlbefinden während Krankheiten verbessern. Ganz sicher können sie auch ein Symbol für unsere Anteilnahme und Zuwendung sein.
Dabei kommt es nicht immer darauf an, ob wir perfekt vorbereitet sind und die Reisapotheke tipptopp gefüllt ist. Vielmehr zählt, dass wir etwas tun. Und sei es „nur“ pusten, mit Wasser kühlen, ein Tuch umlegen, massieren oder halten.
Die einfachsten Hausmittel sind die besten, wir dürfen es uns leicht machen!

WORTE WIRKEN
Worte sind wohl das älteste Werkzeug, mit dem Menschen geheilt haben. Bis heute vertrauen viele Kulturen und Religionen darauf, dass Worte uns wieder heil machen können. Die moderne Psychologie und selbstverständlich auch unsere privaten Erfahrungen bezeugen, dass Worte oft mehr bewirken als allerlei Hilfsmittel und Behandlungen.
Mit unseren Worten formulieren wir Gedanken, erschaffen Bilder und haben damit großen Einfluss auf Wohlbefinden, Gesundheit und Selbstwahrnehmung.

UNSERE HÄNDE – „UNIVERSALHEILMITTEL“, DIE IMMER MIT DABEI SIND
Neben den Worten sind unsere Hände wertvolle „Heiler“. Auch sie wurden vermutlich schon von den allerersten Menschen als „Heilbehelfe“ genutzt. Auch aus eigener Erfahrung wissen wir: Die Berührung anderer Menschen, mit heilender Absicht, aus Liebe oder aus Freundschaft, ist tief in unseren Instinkten verankert und führt sofort zu einer Verbesserung des Befindens.
Heute gibt es vielfältige Therapieformen, die sich die erwiesene Wirkung von Berührung, Streicheln und Massieren zunutze machen. Ganz ohne Ausbildung und Zertifikat können wir als Eltern, ganz instinktiv zugewandt, das Wohlbefinden unserer Kinder verbessern, indem wir sie berühren.
Mein Kind halten, wiegen, streicheln und umarmen – Trost spenden wirkt.

IST DAS GLAS HALB VOLL? MINDSET UND OPTIMISMUS

Eine optimistische Herangehensweise half dir in der Vergangenheit vielleicht schon bei dem einen oder anderen Projekt im Beruf oder in deiner Ausbildung. Du hast die Erfahrung gemacht, dass ein gedachtes „Das schaffe ich“ vor einer Prüfung zu besseren Ergebnissen führt als: „Mist, ich kann das nicht“.
Das klingt vielleicht überraschend, aber: Im Umgang mit Krankheit und Gesundheit ist das ganz ähnlich!
Es bringt uns nicht weiter, wenn wir vom Schlimmsten ausgehen. Du kannst beruhigt auf die Statistik blicken und weißt: **Kinder durchleben sehr häufig banale Infekte**, sie schnappen jeden Virus auf; **weil ihre Abwehrkraft sich entwickelt, lernt und wächst**. Schwere Krankheiten sind glücklicherweise die Ausnahme!
Vertrauen in die Gesundheit und den starken, gesunden Körper deines Kindes kannst du üben und jeden Tag wachsen lassen.

HILFREICHE GEDANKEN

Es ist völlig normal, dass Kinder häufiger banale Infekte durchleben als Erwachsene. Mit jeder Erkrankung werdet ihr kompetenter, lernt ihr euch besser kennen. **Gelassenheit ist Trainingssache**, und ab dem ersten Tag mit deinem Kind wird es dir viele Lektionen erteilen. **Mach dir bewusst, dass dein Kind stark ist**, gesund, dass es ein Ausdruck des Lebens ist. Der lebende Beweis, dass wir Menschen unbändige Energie in uns tragen und von Liebe und Kraft erfüllte Wesen sind.
Neueste Forschung zeigt, dass mit jedem positiven, optimistischen Gedanken ein Feuerwerk an körperlichen Reaktionen ausgelöst wird. Hormone, Blutdruck, Atmung, Immunsystem – wir profitieren auf vielen Ebenen, wenn wir uns für die guten, gesunden und schönen Gedanken entscheiden. Das lässt sich üben, und ihr habt viele gemeinsame Jahre, um darin zum Meister und zur Meisterin zu werden.
Think positive!

ATMEN

Wenn unsere Kinder stürzen, wenn sie erkranken, noch dazu in ungewohnter (Urlaubs-)Umgebung, wenn sie leiden und Schmerzen haben, dann schrillen alle Alarmglocken in unseren Mama- und Papa-Gehirnen. Am liebsten würden wir ihr Leid übernehmen. Manche Eltern berichten, dass sie nicht klar denken können, ihnen die Ideen und Werkzeuge, die sie sonst rasch bei der Hand haben, in solchen Stresssituationen fehlen.
Kennst du das? Dann ist es klug, dir ein Werkzeug zu suchen, um dich in solchen (und anderen) Stresssituationen rasch und ohne Hilfsmittel zu beruhigen. Um zu dir und deiner Handlungsfähigkeit zurückzufinden. **Der Atem ist dafür ein mächtiges Werkzeug.** Spielend leichte Atemübungen, für die man weder in Meditation geschult noch in Entspannungstechniken ausgebildet sein muss,

stehen dir und euch zur Verfügung, um das Nervensystem zu beruhigen.
Im Buch findest du immer wieder Anregungen, die für dich und dein Kind einfach umzusetzen sind. Denn auch unsere Kinder können – etwa ab Kindergartenalter, jedenfalls aber ab dem Zeitpunkt, ab dem sie den Atem bewusst lenken können – mithilfe von ganz einfachen Atemübungen zu mehr Ruhe in Ausnahmesituationen finden.
Wenn wir unter Stress stehen, dann fließt unser Atem oberflächlich. Ziehen wir den Atem bewusst tief in den Bauch, halten ihn bewusst fest und lenken ihn, senden wir ein Signal an unseren Körper:
Alles ist gut.

TÄTIGE LIEBE

Liebe und Zuneigung kann man auf viele Arten zeigen. Wir können freundliche Worte finden, Umarmungen schenken, streicheln oder kleine Geschenke machen. Diese kleinen Gesten schenken uns Menschen Zufriedenheit, Wohlbefinden und Vertrauen. Genau das ist es auch, was kranke Kinder am meisten brauchen. Immer. Aber besonders, wenn sie in fremder Umgebung erkranken oder sich verletzen.
Nicht nur das angewendete Hausmittel spielt eine zentrale Rolle. Auch die Art und Weise, wie es angeboten wird, bestimmt, wie wirkungsvoll es ist. Es ist nicht nur die Wirkung des Öls, der Zwiebel, des Topfens/Quarks ... Die Zeit und Zuwendung, die du deinem Kind schenkst, ist ebenso wichtig und wirkungsvoll. Eine besondere Geste, eine Lieblingsspeise, das ersehnte Eis ... als Eltern kennen wir die Wünsche unserer Kinder und können sie unter diesen besonderen Umständen gerne erfüllen.
Die wichtigste Gesundheitszutat für unsere Kinder ist Zuneigung, die sie bedingungslos spüren und erleben. In alltäglichen kleinen Taten, in Nebensätzen, in Handlungen und natürlich auch in der Begleitung kleiner Wehwehchen.
Es gibt kein erfülltes Leben ohne Liebe.

PLACEBO UND NOCEBO – DER GLAUBE VERSETZT BERGE

Aus der Placeboforschung wissen wir, dass Medikamente beim Patienten besser wirken, wenn die Ärztin sie als hilfreich anpreist.
Diese Erkenntnis können wir nutzen! Begleite jede Anwendung mit optimistischen Worten, denn auch für Hausmittel gilt: In Erwartung besonders wertvoller, wirksamer Medizin tritt die Linderung verlässlicher ein, als wenn man dem Behandler (der Mama, dem Papa) nicht zutraut, dass er oder sie die richtigen Heilbehelfe ausgewählt hat. Unsere inneren Bilder sind mächtig, das zeigt die Placebo- bzw. Nocebo-Forschung deutlich.
Deine Überzeugung, dass du fachkundig bist, dass du dein Kind optimal unterstützen kannst, dass du den richtigen Wickel anlegen, Tee kochen und ein Fußbad zubereiten kannst, diese Überzeugung ist Teil des Heilerfolges! Selbstvertrauen **hat Strahlkraft**. Und dein Kind spürt ganz instinktiv, ob du

ihm unsicher und zweifelnd oder selbstbewusst und kompetent als Krankenpfleger:in zur Seite stehst.
Wähle deine Worte mit Bedacht!

VERTRAUEN IN TRADITIONEN

Über Generationen wurden Rezepte erprobt, verbessert und weitergegeben. Die Vorteile dieses Erfahrungsschatzes können wir nutzen! Vertrauen in die Oma, die Uroma und viele Generationen davor begründen auch in deinem Kind einen soliden Grundstock, eine gewisse Verwurzelung, die es braucht, um im Leben so manchem Sturm standhalten zu können. Lass dein Kind an Geschichten und Familientraditionen teilhaben.
Immer kannst du Anwendungen erklären: „Jetzt nehme ich …", „Nun machen wir …"
Bezieh dein Kind in dein Tun mit ein. Es wird Anwendungen mehr schätzen, wenn es sie nachvollziehen kann. Und wer weiß, irgendwann wird es sie vielleicht selbst machen oder sogar an deine Enkelkinder weitergeben?
Besonders wertvoll: **dein Vertrauen in die Tradition an deine Familie weiterzugeben.** „Ich habe großes Vertrauen in die Rezepte dieses Buches, ich würde das daher gerne mit dir ausprobieren …", oder vielleicht noch besser: „Diese Anwendung hat schon die Oma immer bei mir gemacht und sie hat immer verlässlich geholfen, darum will ich sie auch dir zeigen …"
Ich bin sicher, ihr findet einen gemeinsamen Weg, um Kinderhausmittel für euch zu entdecken.

LOVE … LOVE … LOVE

Das **Schenken von Zeit und Liebe** ist für Menschen unbezahlbar wichtig. Besonders wenn man krank ist, verletzt wurde und sich schlecht fühlt, sind Liebe und Zuwendung eine wichtige **Stütze. Hautkontakt** fördert durch biochemische Reaktionen den **Heilungsprozess**. Streicheln und Kuscheln aktivieren **Hormone, die schmerzlindernd wirken** und das **Immunsystem stärken**.
Es macht uns stärker, jeden Tag in der Gewissheit zu leben: Ich bin gut, so wie ich bin. Ich werde dafür geliebt, wer ich bin, egal was passiert. Nicht dafür, was ich kann, mache oder zeige. Ich werde geliebt, weil ich bin.
Die Liebe stärkt unser Herz und trägt uns wie die Beine den Körper.

Claudia

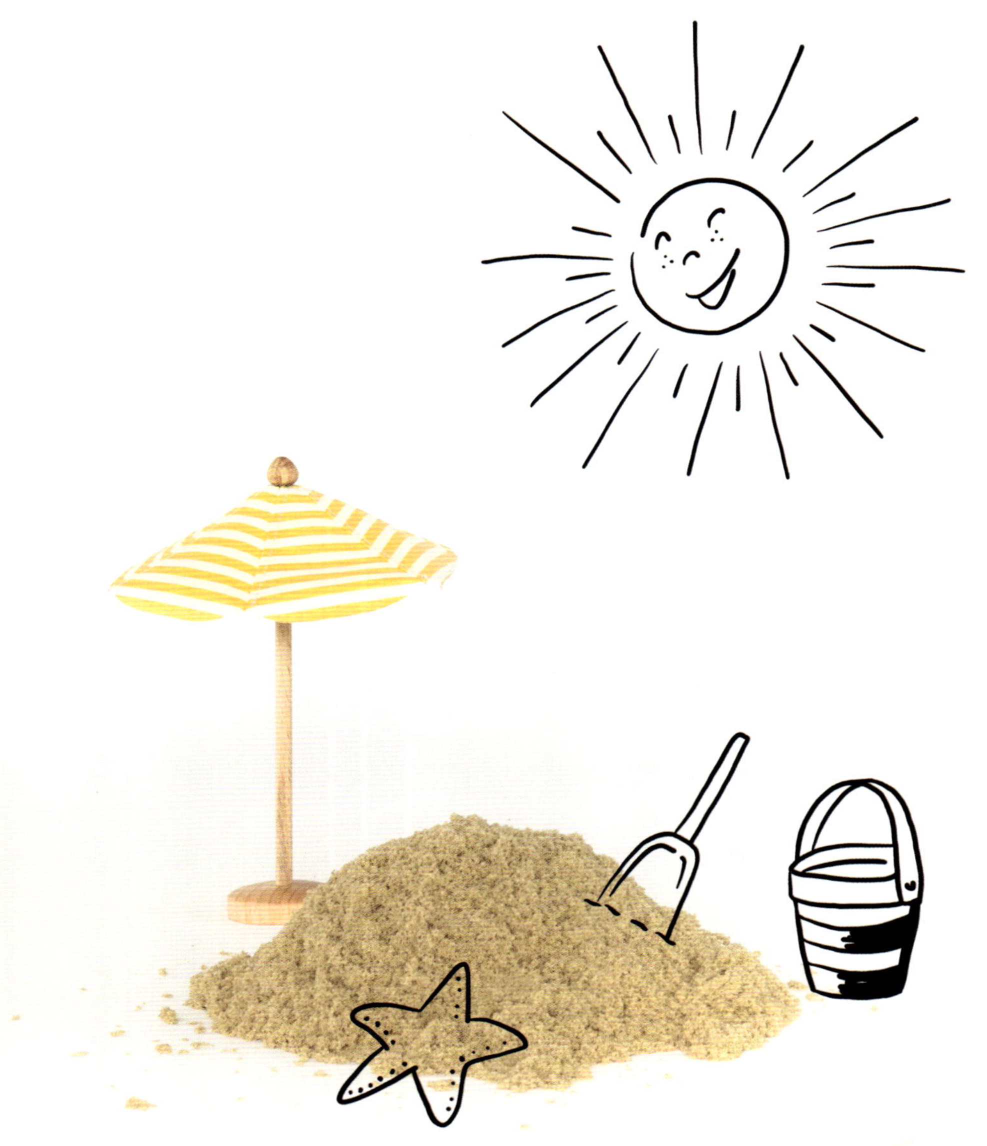

SOMMER, SONNE, SONNENSCHEIN !

Die Sonne ist ein wichtiger Energiespender für uns Menschen. Kaum jemand, der nicht aufblüht, wenn die warme Jahreszeit anbricht! Doch Sonnengenuss birgt immer die Gefahr des Sonnenbrandes, und für die Kleinen ist die Sommerhitze anstrengend. Als Eltern gilt es, eine Gratwanderung zu bewältigen: Irgendwo zwischen „Vitamin D und Sonnenenergie tanken“ und „ausreichend Sonnenschutz für die zarte Kinderhaut“ muss unser individuell richtiger Weg liegen.

Gut informiert, mit Entspannung und Optimismus sowie der nötigen Portion Vorsicht – aber vor allem mit viel Vertrauen in deine Einschätzung und dein Bauchgefühl – tust du, was du zu diesem Zeitpunkt für gesund und richtig hältst.

HITZE UND ERSCHÖPFUNG

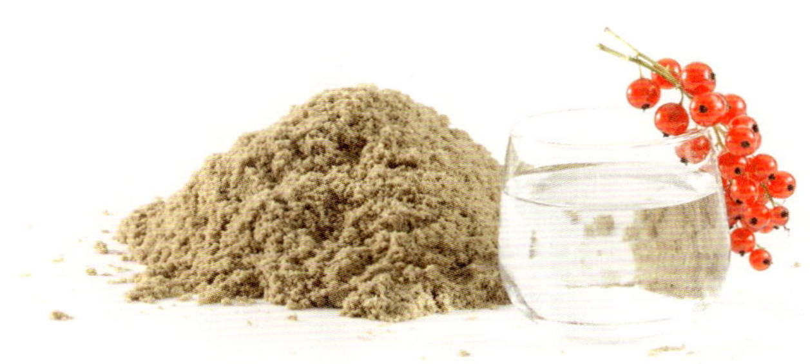

Um gut durch heiße Sommertage zu kommen, kannst du für dich und dein Kind mit ein paar kleinen Hausmitteltricks die Umgebung angenehmer gestalten und so für Wohlbefinden und guten Schlaf sorgen.

WAS IMMER KLAPPT

TRINKEN: NICHT OHNE MEINE WASSERFLASCHE!

- Wasserbecher oder -flasche sollten immer griffbereit mit dabei sein! Zu Hause ist es hilfreich, dein Wasserglas gut sichtbar hinzustellen – es erinnert daran, immer wieder hinzugreifen. Vergiss nicht, dich um deine eigene Wasserversorgung zu kümmern! Denn nur wenn es dir gut geht, kannst du dich auch gut um dein Kind kümmern.
- **Kinder** müssen manchmal ein bisschen animiert werden, um immer wieder zum Trinkglas zu greifen. Ein **Cocktailschirm**, ein besonderer Strohhalm oder ein hübsches Glas sind simple Tricks, um Interesse am Trinken zu wecken! Kleine Obststücke oder Beeren im Trinkwasser finden größere Kinder einladend!
- Dein **Baby** ist durch die **Muttermilch oder PRE** bestens versorgt, bei großer Hitze trinkt es gerne häufiger als sonst. Achte besonders darauf, dass du als Stillmama genug trinkst! Ab dem Start der Beikost können die Kleinsten zusätzlich etwas Wasser trinken.
- Hat mein Kind genug getrunken? Wenn du die Windel ebenso oft wechseln musst wie an anderen Tagen, kannst du sicher sein, dass alles gut ist!

IM SCHATTEN BLEIBEN

Wenn ihr tagsüber raus müsst, Sonnenhut mit breiter Krempe verwenden, damit Gesicht, Nase, Ohren und Nacken im Schatten sind. Schwitzt dein Kind stark unter dem Hut, dann die Kopfbedeckung immer wieder abnehmen und den Kopf mit feuchten Tüchern kühlen.

SPEISEPLAN ANPASSEN: KÜHLE LEBENSMITTEL UND LEICHTE KOST

- **Frisches Obst mit Kühleffekt** wie Melonen, Gurken, Tomaten und frische Beeren schmecken auch den Kleinen. Dieses Obst versorgt uns mit Vitaminen und Antioxidantien, es enthält Wasser und ist eine gesunde Nascherei für zwischendurch, denn große Mahlzeiten liegen bei Hitze manchmal schwer im Magen.
- **Scharfe Gewürze** erhitzen den Körper zusätzlich; auch fettige Speisen, frittiertes und gegrilltes Essen solltet ihr insbesondere in der Mittagshitze meiden, da es den Organismus zusätzlich anstrengt.
- **Eis!** Bei großer Hitze spricht nichts gegen ein Eis. Wenn dein Kind mehrmals täglich nach der süßen Nascherei verlangt, versuch zuckerfreie Alternative zu finden. Gekühlte Melonenstücke oder püriertes Fruchtmus sind eine gesunde Option für den zuckerarmen, kalten Snack zwischendurch.

ZUDECKEN? ODER BESSER NICHT?

Wir Menschen haben ein Schutzbedürfnis, vor allem im Schlaf. Dieses dringende Bedürfnis wird schon durch eine Decke erfüllt. Dass im Sommer eine natürliche, leichte und luftige Decke gewählt wird, ist klar. Keinesfalls synthetische Materialien oder schwere Decken verwenden – sonst kann es zu einem Hitzestau kommen. Die Extremitäten geben überschüssige Wärme des Körpers über eine verstärkte Durchblutung und erweiterte Gefäße ab; diese Funktion des Körpers wird erleichtert, wenn wir dünn zugedeckt sind und leicht „gewärmt“ werden.

RAUMKLIMA

- Um in Hitzeperioden die Raumtemperaturen niedrig zu halten: am Tag die Räume verdunkeln und die Sonne aussperren, abends am besten mit Durchzug lüften, um vor dem Schlafengehen die Temperatur zu senken.
- Wenn eure Urlaubsunterkunft keine ausreichende Beschattung an den Fenstern hat, könnt ihr tagsüber eine Rettungsdecke (Silber-/Goldfolie) in das Fenster klemmen. Die Hitze wird abgestrahlt – abends dann öffnen und durchlüften.
- Ein **Ventilator** kann dabei helfen, die Luft zu bewegen. Achte aber darauf, die Luft nur indirekt und auf kleinster Stufe zu bewegen. Sonst kann es zu einem unangenehmen Luftzug oder gar zu einer sommerlichen Erkältung kommen.
- Hat man eine **Klimaanlage** zur Verfügung, ist man versucht, besonders niedrige Temperaturen zu wählen, um rasche Abkühlung zu erreichen. Leider

führt das bei den Kleinen – neben der Gefahr, sich einen Schnupfen zu holen – auch zu einer Überforderung des Organismus. Darum lieber nur wenige Grad unter der aktuellen Temperatur ansteuern. So fällt die Anpassung leichter. Keine Klimaanlage? Dann ist **Wasser** ein Wundermittel, um die **Lufttemperatur** zu senken. Ein Zimmerbrunnen, Wasserschalen oder feuchte Tücher bringen einen sanften, aber spürbaren Kühleffekt!

- **Bewegte Luft – die kühle, laue Brise selber machen!** Indem du feuchte Tücher vor dem geöffneten Fenster oder rund um das Babybettchen aufhängst, kannst du den Raum mit Verdunstungskälte abkühlen. Die Vorhänge können auch mit einer Sprühflasche benetzt werden – vor dem geöffneten Fenster entsteht so eine kühle Brise, wenn die Abendluft die Vorhänge bewegt.

WAS DU EINPACKEN KANNST

- **Leichte Kleidung:** Sowohl tagsüber als auch nachts reicht luftige Kleidung aus Naturmaterial aus. So schafft ihr es auch, dass die bewegte Luft an die Haut kommt. Enge Tops oder Leggings – auch wenn sie dem Kleidergeschmack des Kindes entsprechen – stauen die Hitze.
- **Tücher für fiebersenkende Wickel – denn die sind auch ohne Fieber ein Gewinn:** Kleine, feuchte Tücher, wie du sie von den fiebersenkenden Wickeln kennst, können um die Hand- und Fußgelenke geschlungen werden, oder die Beinchen und Arme werden durch feuchte Tücher sanft abgekühlt. Dadurch wird die Hautoberfläche gekühlt, der Kreislauf stabilisiert sich. Eine wunderbare Abkühlung für Schwangere und Mamas, die bei Hitze schwere Beine haben. Dafür Stoffwindeln, kleine Handtücher oder Stofftaschentücher einpacken! Im Kapitel „Fieber“ erfährst du mehr zu diesen Anwendungen.

▷ Fieber: S. 101

- **Einschlafen bei großer Hitze:** „Mama, ich kann nicht einschlafen, mir ist so heiß!“ Abhilfe kann ein warmes **Fußbad** vor dem Zubettgehen schaffen. Klingt komisch? Hilft aber. Wenn wir die Füße warm abspülen, erweitern sich die Gefäße – dadurch kann der Körper über die verstärkte Durchblutung der Extremitäten im Nachhall besser Wärme abgeben und die Körpertemperatur leichter senken. Eine wertvolle Hilfe, um zur Ruhe zu kommen.

▷ Erkältung: S. 81

KRÄUTERTIPP

Hopfen, Melisse, Lavendel oder **Orangenblüten** sind bestens geeignet, um als Kräutersäckchen das Fußbad zu ergänzen. Dazu die Kräutermischung in ein Baumwollsäckchen füllen und diesen „Teebeutel“ in das Fußbad legen. Die entspannenden Duft- und Wirkstoffe der Kräuter erreichen euch über Nase und Haut und ergänzen euer abendliches Bad.

WAS IHR TUN KÖNNT, UM HITZE ERTRÄGLICHER ZU MACHEN

TAKE IT EASY – DIE ENTDECKUNG DER LANGSAMKEIT!

Jede Anstrengung verlangt von unserem Körper weitere Anpassungsleistungen. Pflegt das „dolce far niente", wann immer möglich. Haltet gemeinsam Siesta und lasst euch durch den Tag treiben. Am besten im Schatten. Die Aktivitätszeit an den Tagesrand legen – etwa am frühen Morgen oder am späteren Abend zum Spielplatz gehen, den Tag lieber drinnen verbringen und vor allem die Mittagshitze am besten für ein Schläfchen nutzen.

AN HEISSEN SOMMERTAGEN WOLLEN WIR BADEN!

Warum nicht einfach mal **Waldbaden**? Schattig, kühl, abenteuerlich, abwechslungsreich und rundum gesund. Und unter dem dichten Blätterdach verringert sich auch die Gefahr für einen Sonnenbrand und Hitze-Erschöpfung.

Sommer-Mindset: Enjoy!

Bei aller Anstrengung und Hitze – wir Menschen brauchen Licht und Wärme. Wir können uns bewusst dazu entschließen, sie gemeinsam zu genießen. Alles hat seine Zeit, der heiße Sommer, der kalte Winter. Jammern hilft nicht, aber wir können unseren Fokus ändern und uns über die Wärme freuen. Die Schnupfenzeit kommt früh genug zurück.

Wenn die Hitze dich sehr anstrengt, lege dir Affirmationen zurecht, die die positiven Seiten des Sommers für dich hervorkehren. Eine kleine Anregung: „Ich genieße die Wärme und bin ganz entspannt. Mein Körper fühlt sich wohl und eingehüllt."

SONNENSTICH

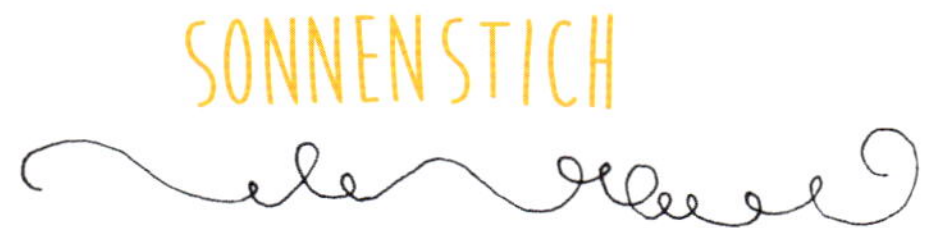

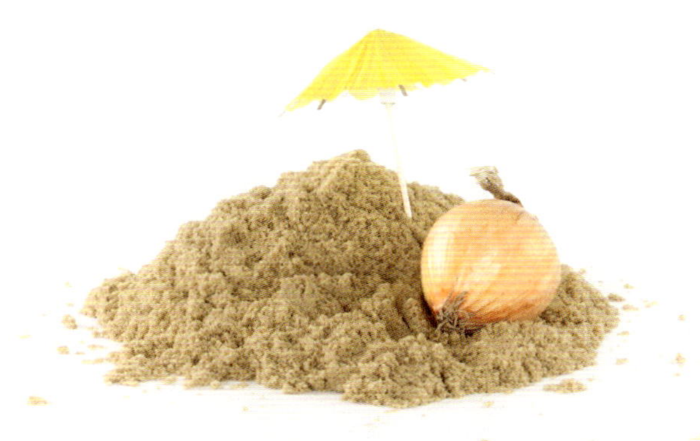

Der **Sonnenstich** kann entstehen, wenn Kopf und Nacken zu lange einer intensiven Sonnenstrahlung ausgesetzt werden. Gefährdet sind daher speziell kleine Kinder, denn ihnen fehlen oft die dichten, schützenden Kopfhaare, und sowohl Schädeldecke als auch Haut sind sehr dünn. Die Wärmestrahlen des Sonnenlichts können zu einer Überwärmung des Kopfes führen, dadurch werden die Hirnhäute gereizt. So entstehen Symptome wie Kopfschmerzen, Unruhe, Übelkeit, Erbrechen, Schwindelgefühle und Fieber.

Das **frühe Erkennen erster Anzeichen** ist wichtig. Klagt dein Kind während des Aufenthaltes im Freien über **Kopfweh, Abgeschlagenheit oder Schwindelgefühl,** geht am besten sofort in einen kühlen Raum. Gönnt euch Ruhe und lass dein Kind unbekleidet – vielleicht auch ohne Windel – drinnen spielen.
Wichtig: **Kopfbedeckungen wie Sonnenhut und Kappe** sind draußen wichtig – im Schatten aber unbedingt abnehmen! Damit der Kopf abkühlen kann.

Wird dein Kind quengelig, unruhig, schläft es schlecht und hat wenig Appetit, kann dies auf eine Überforderung durch Hitze hindeuten. Das muss nicht gleich ein Hinweis auf einen Sonnenstich sein, aber jedenfalls sind es Zeichen, die uns zeigen: Hitze ist für den Organismus anstrengend. Der Körper befördert das Blut an die Oberfläche, um über die Haut durch Schweißbildung abzukühlen. Somit können Hirn und Herz weniger versorgt werden. Daher Kreislauf schonen und für ruhige Beschäftigung sorgen.

BEACHTE

Bei gravierenderen Beschwerden und deutlichen Zeichen eines Sonnenstichs, wenn etwa Bewusstseinsstörungen auftreten oder ausgeprägte Kopfschmerzen beklagt werden, suche umgehend ärztliche Hilfe.

WAS IMMER KLAPPT

- Im Schatten bleiben
- Kühle Räume aufsuchen
- Mittagshitze vermeiden und die Mittagszeit drinnen verbringen
- Dem Kind Getränke anbieten, vor allem Wasser – aber auch Obst wie Wassermelone, Gurke oder Beeren liefern Flüssigkeit und Mineralstoffe
- Kopf und Nacken deines Kindes mit einem feuchten Tuch abkühlen, Wasser hast du bestimmt in eurer Trinkflasche dabei!

WAS DU FÜR DIESEN FALL EINPACKEN KANNST

- Sonnenhut
- Sonnenschirm, um dich und dein Baby im Tragetuch zu beschatten
- Sonnensegel für den Kinderwagen

WAS IHR TUN KÖNNT, UM EINEN LEICHTEN SONNENSTICH ZU LINDERN

- Kopf und Körper sollten abgekühlt werden: feuchte Tücher auflegen, Nacken kühlen und Kleidung entfernen
- Wasser oder Lavendelhydrolat kann in eine Sprühflasche gefüllt werden – damit könnt ihr die Hautoberfläche an Beinen und Armen bei ihrer „Kühlarbeit“ unterstützen
- Oberkörper hochlagern, für ruhige Umgebung sorgen

Beobachte dein Kind durchgehend, bis es sich besser fühlt. Sollte es später noch fiebern, Kopfschmerzen haben oder erbrechen, sollte es keinesfalls alleine sein.

BEACHTE

Werden die Beschwerden trotz Abkühlung stärker, kontaktiere deine Kinderärztin.

Hitzetipps für Babys und Kleinkinder

- Sonne ist für Babys tabu! Tut alles, damit euer Baby nicht in der Sonne liegen muss. Die empfindliche Haut wird schon nach wenigen Minuten geschädigt.
- Kinderwagen oder Buggys müssen mit UV-beständigen Schirmen oder Sonnensegeln abgedeckt sein. Dabei wichtig: Das Tuch muss atmungsaktiv sein und eine gute Luftzirkulation ermöglichen. Keinesfalls dicht abdecken – Gefahr von Wärmestau!
- Wird das Baby getragen, sollten Eltern sich und den Tragling mit einem Schirm beschatten.
- Get naked! Babys bei hohen Temperaturen bis auf die Unterwäsche ausziehen oder nur mit der Windel schlafen lassen. Bodys mit Seidenanteil sind im Sommer empfehlenswert.
- Fresh air! Gut belüfteter Schatten ist für die Kleinsten im Sommer der beste Ort. Legt das Baby nicht in die Kinderwagenwanne oder in die Babyschale, in der sich die warme Luft staut. Vollkommen tabu ist es, Babys bei Hitze im Auto allein zu lassen – auch nicht für wenige Minuten!
- Wasserspiele! Finden auch die Kleinsten schon toll. Ein nasser Lappen zum Spielen, Kauen und Saugen ist ein beliebter Begleiter bei Sommertemperaturen.

Hitzeerschöpfung zeigt sich bei Babys so:

- Das Baby will nicht mehr saugen
- Es zeigt starke Verhaltensänderungen wie z. B. schrilles Schreien oder Teilnahmslosigkeit
- Körpertemperatur über 41° C
- Kein Schweiß
- Gerötete, trockene Haut und Lippen

Wird die Körpertemperatur nicht gesenkt, kann es zu Krampfanfällen oder Schock mit Versagen des Herz-Kreislauf-Systems kommen. Ein Hitzschlag droht. Ruft einen Rettungsdienst, bringt das Baby in den Schatten, kühlt die Haut mit feuchten Tüchern.

MEINE NOTIZEN ...

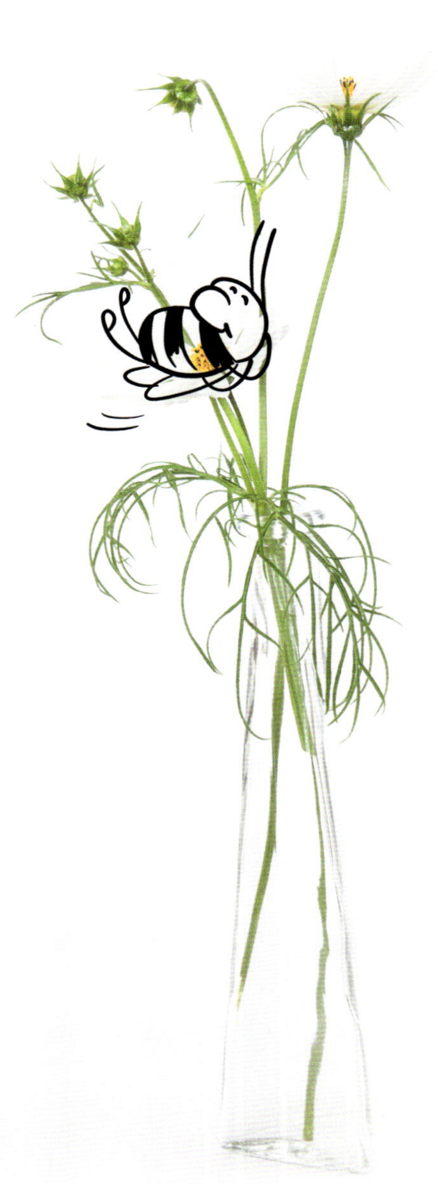

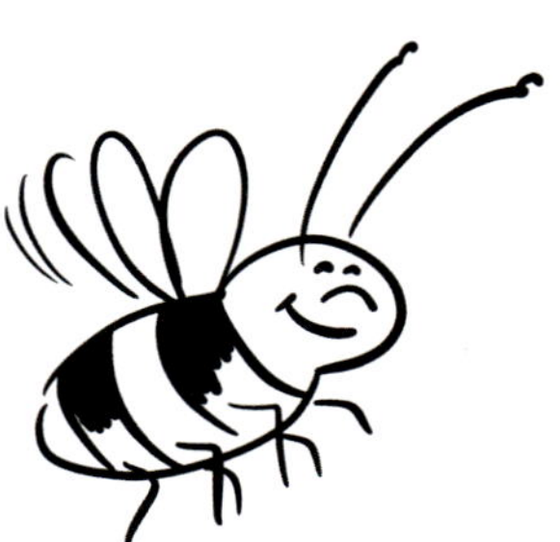

SUMM

SUMM

SUMM

INSEKTENSTICHE

Ein schöner Bestandteil des Sommers: das Summen der Insekten. Nützliche kleine Gesellen, natürlich. Doch leider auch manchmal lästig oder gar gefährlich für unsere Kleinen. Da wir uns den Lebensraum teilen, können wir nur versuchen, einander aus dem Weg zu gehen.

„Vermeiden ist besser als leiden" ist das Motto bei allen blutsaugenden und stechenden Insekten. Ist es dennoch passiert, gibt es einige ganz einfache und naheliegende Hausmittelchen, die ihr rasch organisieren könnt.

BIENEN- UND WESPENSTICHE

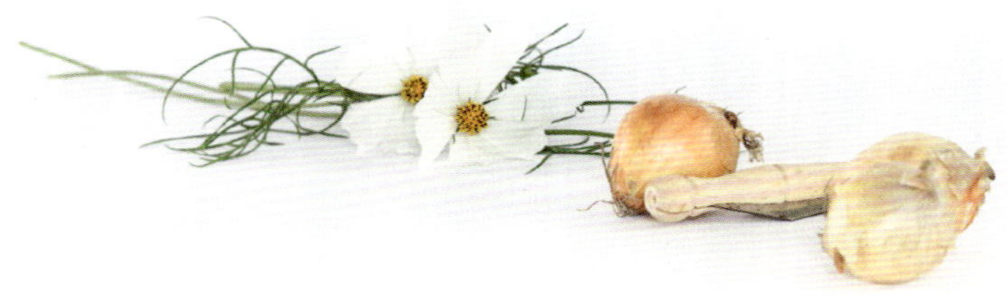

VERMEIDEN IST BESSER ALS LEIDEN. BIENEN- UND WESPENSTICHEN VORBEUGEN

- Die Haut mit luftiger Kleidung bedecken
- Auf Blumenwiesen auf Barfußgehen verzichten
- Kinder früh mit Bienen und Wespen bekanntmachen und ihre Notfall- und Abwehrreaktion – den Stich – erklären
- Vor allem die Kleinsten sollten im Bettchen und am Kinderwagen mit einem Netz vor Insekten geschützt werden

RÄUCHERN

Räuchern ist bei Tisch oder wenn man abends noch draußen sitzt, eine einfache und wirkungsvolle Option, um Insekten fernzuhalten. Einziger Wermutstropfen: Der Geruch ist auch für uns Menschen recht eigenwillig. Du kannst verschiedene Pflanzen räuchern und variieren, vielleicht ist das Richtige für euch dabei:

- Dafür wird beispielsweise getrockneter Lavendel zu kleinen, festen Büscheln gebunden und in einer feuerfesten Schale zum Glimmen gebracht. Geeignet sind auch Harze oder Gewürze wie Anis oder Nelken.
- Geriebene Gewürze oder Kaffeepulver in deine feuerfeste Räucherschale füllen, zu einem kompakten Hügel – einem Räucherkegel – auftürmen und durch das Berühren mit einem Streichholz oder Feuerzeug entzünden.
- Das Räuchergut glimmt dann langsam vor sich hin. Der dabei entstehende, intensiv riechende Rauch vertreibt die Plagegeister!

WAS IMMER KLAPPT

- Bienen hinterlassen ihren **Stachel** – den gilt es rasch zu entfernen! Dabei die Giftblase nicht drücken. Am besten mit dem Fingernagel rasch hinausschieben.
- Kälte: Mit **kalten Kompressen kühlen**. Dazu Wasser aus der Wasserflasche auf ein Tuch, oder Spucke drauf und pusten – vielleicht ist ein kühler Bach oder ein Brunnen in der Nähe?
- **Eiswürfel** auf den Stich legen: Das mindert die Durchblutung und die Schmerzwahrnehmung.
- Eine **Zwiebel** „borgen": das Buffet im Freibad, der nahegelegene Imbissstand – ein paar Eiswürfel oder eine Zwiebel wird euch jeder gerne schenken!
- **Essig und Zitronensaft**, verdünnt mit Wasser und als getränktes Tuch auf die Stichstelle gelegt, haben einen kühlenden Effekt und sind leicht desinfizierend.
- **Honig auf die Stichstelle** – auf die Heilkraft des Honigs haben schon viele Generationen vertraut. Probier's aus! Honig hat eine große Zahl an gesunden, entzündungshemmenden und heilungsfördernden Inhaltsstoffen. Er wird einfach auf die saubere Wunde gestrichen und eventuell mit etwas Gaze abgedeckt.

Wildkräuter auflegen – das Wiesenpflaster: Spitzwegerich oder Breitwegerich, Schafgarbe, Gänseblümchen, Melisse … Pflückt ein paar Blätter und reibt sie zwischen den Fingern. Der grüne Blattsaft enthält eine Vielzahl an Inhaltsstoffen, die rasch den ersten Schmerz lindern.

KRÄUTERTIPP

▷ Wiesenpflaster: S. 33

Stay cool

Die Biene hat gestochen? Dann ist Teil der Reaktion immer auch Panik angesichts des plötzlichen, unerwarteten Schmerzes. Erkläre mit möglichst ruhiger Stimme, was passiert ist. Sieh nach, ob der Bienenstachel nicht mehr feststeckt – falls doch, entferne ihn rasch, indem du mit dem Fingernagel darüberkratzt. Beim Entfernen nicht quetschen!

WAS DU EINPACKEN KANNST

- **Zwiebel und Taschenmesser:** sind im Wanderrucksack und in der Badetasche nie verkehrt! Denn der frische Saft von Zwiebel, Porree und Knoblauch wirkt schmerzlindernd, abschwellend und entzündungshemmend.
- **Lavandula angustifolia:** 1 Tropfen dieses vielseitigen ätherischen Öls darf, wenn es hochwertig und rein ist, ausnahmsweise direkt auf die Haut. Die Stichstelle betupfen. Das beruhigt Schmerz und Juckreiz ganz schnell!

FÜR DIE TAGE NACH DEM STICH

Egal, ob Bienen- oder Wespenstich – sie jucken oft tagelang und sind heiß und gerötet.

Das Auflegen roher, kalter Zwiebelscheiben kann das Jucken mindern und hilft beim Abheilen.

Kühle Milchprodukte wie Topfen/Quark in ein Tuch streichen und auf die Stichstelle legen. Diese Auflagen helfen die Schwellung zu mildern, Rötungen klingen ab.

BEACHTE

Stark überschießende Reaktionen, starke Rötung, Schmerzen, Schwellungen besser der Ärztin zeigen!

STICHE IN MUND, HALS UND RACHEN

Um Stiche im Mundbereich zu vermeiden, seid beim Essen und Trinken draußen besonders vorsichtig. Speisen abdecken, keine offenen Getränke – und immer genau hinsehen, bevor man trinkt oder einen Bissen nimmt. Kleinen Kindern nach dem Essen immer Hände und Mund abwaschen, damit keine Speisereste hungrige Wespen anlocken.

Wird dein Kind im Mund gestochen, muss das Insekt, sofern es noch im Mund ist, umgehend entfernt werden. Gegen rasches Anschwellen hilft ein gelutschter Eiswürfel oder Speiseeis. Gleichzeitig solltest du bei Stichen in Mund- und Rachenraum lieber einen Rettungsdienst rufen. Zögere nicht, um Hilfe zu bitten.

MÜCKENSTICHE

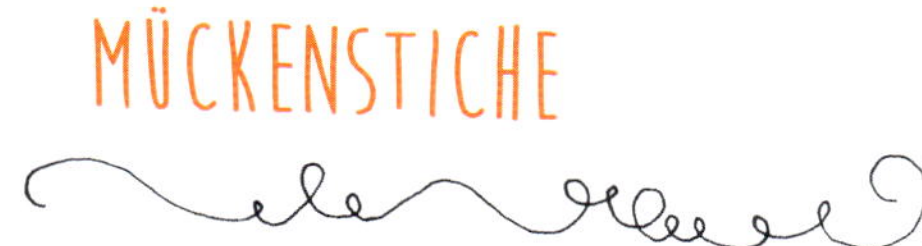

Blutsauger sind auf der Suche nach einem Wirt, der eine Blutmahlzeit verspricht. Bedeckt Kleidung die Haut, verwehren wir den ungebetenen Gästen den Zugang. Natürliche Düfte helfen, uns vor den Blutsaugern zu „verstecken". Mückennetze über Kinderbett und Kinderwagen bewähren sich nicht nur im Süden.

VERMEIDEN IST BESSER ALS LEIDEN. MÜCKENSTICHEN VORBEUGEN

DUFTSPRAY, DAS INSEKTEN GAR NICHT SCHMECKT

Diese natürliche, tarnende Duftmischung kannst du täglich auf die Socken, Schuhe oder Hosen deiner Kinder sprühen, um **blutsaugenden Insekten** den Appetit zu verderben.

Duftspray

Zutaten:
- Sprühfläschchen
- Wasser
- Essig
- ätherische Öle z. B. Lavendelöl

1. 50-ml-Sprühfläschchen mit destilliertem Wasser bis ca. 2 cm unter den Rand befüllen
2. 10–15 Tropfen eines hochwertigen Teebaumöls beigeben
3. 5–10 Tropfen Lavendelöl (Lavandula angustifolia)
4. Auffüllen mit Essig oder reinem Alkohol (erhöht die Haltbarkeit)
5. Die Flasche verschließen und vor jeder Anwendung gut schütteln.
6. Spray auf Beine, Hose, Socken und Schuhe sprühen. Augenkontakt vermeiden!

▷ Reiseapotheke: S. 110

WAS IMMER KLAPPT

- Kurz nach dem Stich kannst du die Reaktionen lindern, indem du einen Löffel in heißes Wasser tauchst und das warme Metall (40–50° C) für wenige Sekunden auf die Stichstelle hältst.
- Schmerzwahrnehmung und Juckreiz werden ebenso gemindert, wenn die Stelle gekühlt wird. Kalte Kompressen mit Essigwasser, Eis oder Wasser sind schnell zur Hand.

- Sind die Mückenstiche später rot, heiß und geschwollen, helfen kühle Auflagen ebenso. Rohe Zwiebelscheiben sind als Stichheiler seit Generationen bewährt.

Respekt und Mitgefühl für unsere Mitbewohner:innen

Wenn Kinder positive, sinnliche Erfahrungen mit ihrer Umwelt machen, wenn sie lernen, dass die fleißigen Bienen den süßen Honig machen, Wespen und Mücken auch wichtige Nahrung für Vögel sind, dass jedes Lebewesen auf der Erde seine Rolle einnimmt, dass Insekten nur stechen, um selbst zu überleben oder um ihre Kinder und Verwandten zu schützen – dann führt dies zu ein wenig Mitgefühl und Verständnis, und vielleicht mindert es sogar den Schmerz.

Du bist ein wichtiges Vorbild für dein Kind. Insekten, Tiere, Mitlebewesen mit Respekt zu behandeln, lernt es zuerst von dir.

FÜR DIE TAGE NACH DEM STICH

- Denk daran, die Fingernägel kurz zu halten, um Verletzungen und Verunreinigungen beim Kratzen zu verhindern. Aufgekratzte Stiche könnten sich entzünden.
- Wenn dein Kind nachts stark kratzt: Stiche nötigenfalls mit Pflaster abkleben, um Wunden und Infektionen zu vermeiden.

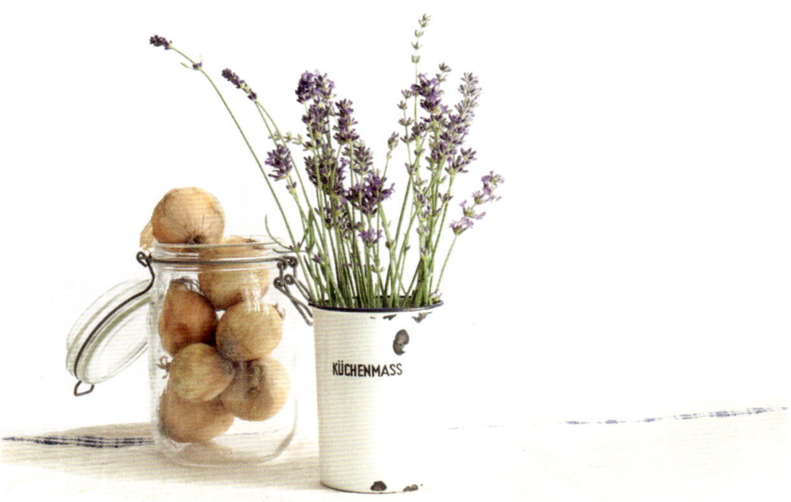

ZECKEN

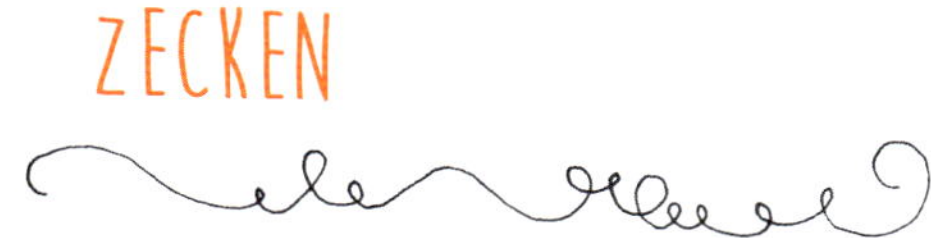

Für alle Blutsauger, also Mücken und Zecken, gilt gleichermaßen: Sie brauchen Blutmahlzeiten von Säugetieren zum Überleben oder für ihre Nachkommen.

VERMEIDEN IST BESSER ALS LEIDEN. ZECKENBISSEN VORBEUGEN

- Verwirren, Tarnen und Täuschen mit Duftölen kann eine effiziente Strategie sein, um erst gar nicht als Wirt erkannt zu werden.
- Der Duftspray kann auch Zecken den Appetit auf uns verderben.
- Lange, geschlossene Kleidung, geschlossene Schuhe und Socken verwehren Blutsaugern den Zugang zur Haut.

▷ Duftspray: S. 25

WAS IMMER KLAPPT

Nach Spaziergängen den Körper absuchen oder duschen, um krabbelnde Tiere abzuspülen. Die Zecke sucht nach einem geeigneten Platz für die Blutmahlzeit – Körperstellen mit dünner, gut durchbluteter Haut, beispielsweise in der Kniekehle, am Hals, in der Achselhöhle oder hinter den Ohren, sind begehrt. Hier besonders sorgfältig suchen!

Wir sind stark und gesund!

Dein Kind wurde verletzt. Das dreiste Tier hat sich in die Haut gebohrt. Wir sind geneigt, mit Wut, Ekel und Angst zu reagieren. Halte dir vor Augen: Wir sind Teil der Natur. Alles, was lebt, braucht Nahrung, und wir Menschen sind mit einem wundervollen Immunsystem gesegnet. Alles wird wieder gut.

WAS IHR TUN KÖNNT, WENN IHR EINE ZECKE ODER EINEN ZECKENBISS ENTDECKT

SCHNELL RAUS DAMIT!

- Um etwaige Folgen von Zeckenbissen (korrekt handelt es sich ja um Stiche) zu vermeiden, soll die festgebissene Zecke so schnell wie möglich entfernt werden. Je länger sie am Körper deines Kindes verbleibt, umso höher ist die Wahrscheinlichkeit einer Krankheitsübertragung.
- Verwende eine Splitterpinzette, eine Zeckenzange oder eine Zeckenkarte, um die Zecke so nah wie möglich an der Haut deines Kindes zu packen

(um das Tier nicht zu quetschen oder am Hinterleib zu drücken) und zügig herauszuziehen.

- Verbleibt ein kleiner Teil des Stechwerkzeuges in der Haut, ist das kein Grund zu Panik. Er wird wie ein Holzsplitter vom Körper abgestoßen. Wollt ihr den Körper dabei unterstützen, findet ihr hier Tipps.

▷ Splitter, Dornen, Stacheln: S. 39

NACH DEM BISS

Nach der Entfernung der Zecke sollte die Bissstelle gereinigt werden. In deiner Hausapotheke findet sich bestimmt ein **Wunddesinfektionsmittel**. Es ist zur Nachbehandlung eines Zeckenbisses wunderbar geeignet. Alternativ nimm 1 Tropfen hochwertiges ätherisches Lavendelöl, das sich in deiner Reiseapotheke befindet. Hier kann man ausnahmsweise pur direkt auf die Bissstelle tupfen.

▷ Reiseapotheke: S. 110

Um eine Veränderung der Stelle zu beobachten, mach ein Foto. Das Telefon hat man immer zur Hand. So merkt ihr euch die Bissstelle, und mögliche Veränderungen sind später leichter nachvollziehbar.

Juckt der Biss oder schwillt er leicht an, lindern kühle Auflagen.

▷ Kühle Auflage: S. 54

BEACHTE

Solltest du unsicher sein, ob die Reaktion auf den Biss dem normalen Rahmen entspricht, wenn sich die Haut in den Tagen nach dem Stich rötet, anschwillt oder Schmerzen auftreten, besprich dich mit eurer Ärztin.

Stell dir vor, du bist ein Magnet …

… du ziehst an, woran du denkst.

Trotz Zeckenbiss kannst du dir erlauben, die Situation optimistisch zu betrachten! Ihr habt das Tier entfernt, euch um die Wunde gekümmert, du begleitest dein Kind. Du darfst darauf vertrauen: Alles wird gut. Wenn es dir zusätzliche Sicherheit gibt: Mach im Taschenkalender eine kleine Notiz über den Biss und die betroffene Stelle. Bei möglichen Krankheitssymptomen in den Tagen danach kann dich diese Notiz unterstützen, um eurer Ärztin Auskunft zu geben.

MEINE NOTIZEN …

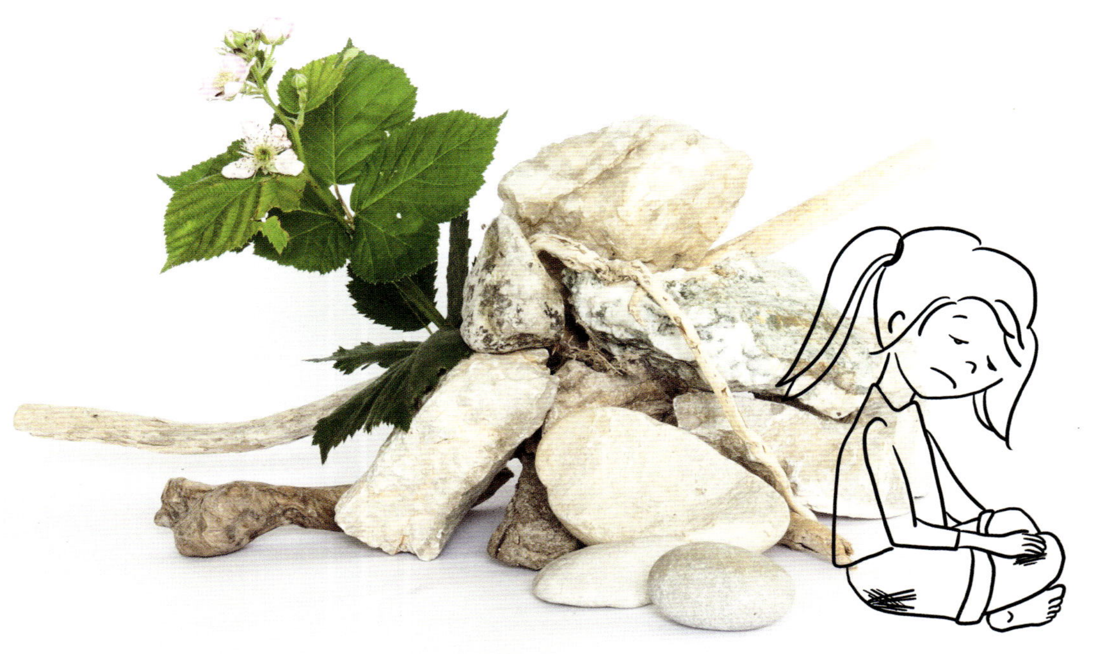

UPS, WAS IST DENN DA PASSIERT?

HOPPALAS MIT HAUSMITTELN BEGLEITEN

Kleine Hoppalas passieren nun mal. Denn wir entdecken unsere Welt mit allen Sinnen! Ernste Verletzungen werden natürlich einer Ärztin vorgestellt – aber bei den tausend kleinen Wehwehchen im Alltag sind Papa und Mama Krankenpfleger:innen. Und mit wenig Aufwand und Ressourcenverbrauch kann rasch geholfen werden.

MAMA, DA IST BLUT! KRATZER, SCHRAMMEN & CO.

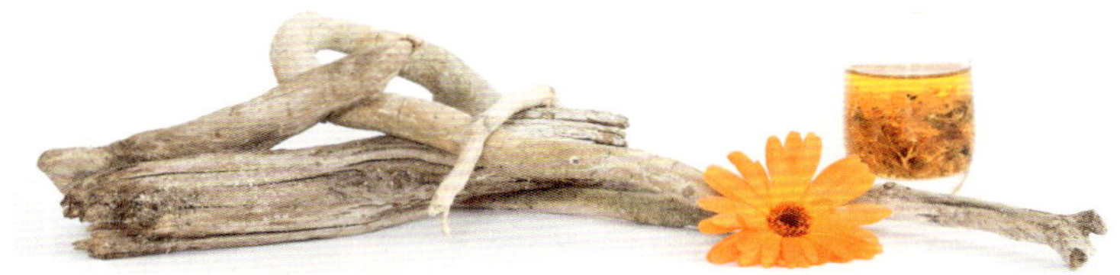

Ist die Haut abgeschürft und Blut sichtbar, wirkt eine Wunde auf Kinder schnell bedrohlich. Abwaschen, versorgen, verbinden bringt rasch Erleichterung. Auch emotional. Denn glücklicherweise heilen Schrammen meist von alleine. Zuspruch, Aufmerksamkeit für den kleinen Patienten und die böse Verletzung tun aber jedenfalls gut.

BEACHTE

Bei ernsten Wunden bleibt der Weg zum Arzt oder ins Krankenhaus manchmal nicht erspart. Aber bis dahin kannst du dein Kind beruhigen und kompetent versorgen. Wenn du rechtzeitig einen Erste-Hilfe-Kurs besucht hast, ist das in solchen Fällen besonders hilfreich.

WAS IMMER KLAPPT

- Ein sauberes, dunkles oder buntes Tuch, auf dem Blut nicht so deutlich sichtbar ist wie auf einem weißen Taschentuch, sollte in eurer Notfallapotheke dabei sein.
- **Wasser** aus der Wasserflasche, um Steinchen und Sand abzuspülen
- Ein Halstuch oder eine Schmusewindel kann als notdürftiger Verband dienen, wenn nichts anderes zur Hand ist. Eine stützende Bandage ist immer willkommen!

Trost und Zuspruch – Mitgefühl

Spende deinem Kind Trost. Zeig Verständnis für die missliche Lage. Gib eine optimistische Vorausschau darauf, wie rasch die Wunde heilen wird. Die Zellregeneration von Kindern ist erstaunlich! Über Nacht heilen Wunden und Schrammen – ein Wunder, das ihr aus nächster Nähe erleben könnt. Schmerz, Schwellung und Blut sind sichtbarer Teil der Zauberkräfte unseres Körpers.

WAS DU EINPACKEN KANNST

- In einer Reiseapotheke befinden sich Verbandmaterial und sterile Tücher, um Blut abzuwischen. Wunden, die bluten, reinigen sich von innen. Trockene, verschmutzte Schürfwunden könnt ihr mit Wunddesinfektion oder physiologischer Kochsalzlösung reinigen.
- Habt ihr **Ringelblumensalbe** schon kennengelernt und ausprobiert? Dann sollte ein kleiner Tiegel nie in der Reiseapotheke fehlen. Nach dem Reinigen kann die Wunde damit versorgt werden. Egal, ob selbstgemacht oder aus dem Fachhandel – die heilende Kraft der Calendula ist vielseitig. Sie pflegt oberflächliche Schrammen, gerötete Haut, Kratzer oder trockene Lippen und lässt sie wieder weich und heil werden.
- Zum Spülen von Wunden eignet sich auch Calendulatinktur (verdünnt).

▷ Calendula: S. 121

KRÄUTERTIPP

WIESENPFLASTER – BREIAUFLAGE AUS KRÄUTERN

Aus unterschiedlichen Wildkräutern können spontan kleine Wundauflagen gebastelt werden!

Dazu werden die Blätter zerrieben, sodass die Zellen aufbrechen, der Pflanzensaft austritt und die heilkräftigen Inhaltsstoffe frei werden. Diese Breiauflage legt ihr direkt auf die Blessur.

Verwenden könnt ihr, was die Wiese hergibt und ihr einwandfrei erkennen könnt: etwa Spitzwegerich, Sauerampfer, Melisse, Breitwegerich, Frauenmantel, Gänseblümchen und Schafgarbe – verbreitete Pflanzen und gleichzeitig sehr einfach zu identifizieren, auch wenn man keine Kräuterexpertin ist. Dazu mehr im Wildkräuter-Kapitel.

▷ Kräutertipp bei Insektenstich: S. 23

Geschichten und Geschichte

Schon die alten Ägypter, die Babylonier und Hippokrates kannten Breiauflagen aus Kräutern. Vielleicht findet es dein Kind spannend, dass so altes Heilwissen heute noch geeignet ist, um kleine Schrammen zu lindern. Alte Geschichten und Traditionen faszinieren, und eine kurze Geschichte lenkt vom Schmerz ab.

VERBRENNUNGEN UND BRANDBLASEN

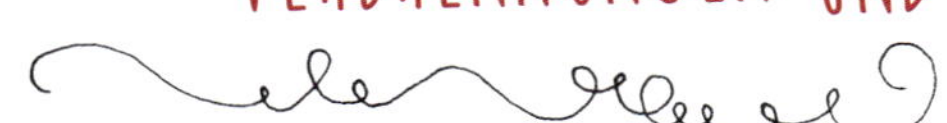

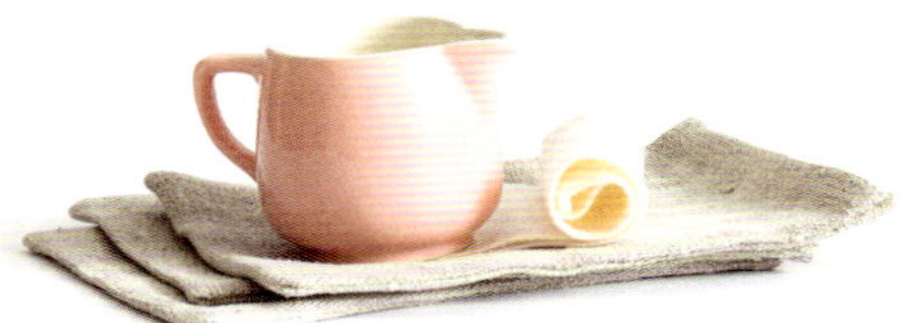

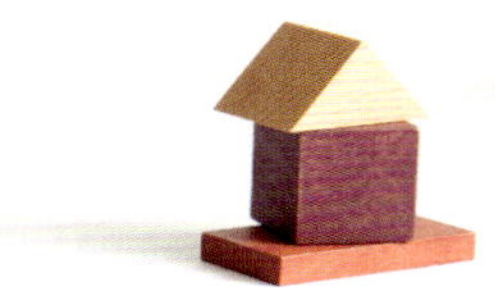

Kleine, lokale Verbrennungen – von einer Kerze, einem Funken am Lagerfeuer oder durch Unachtsamkeit in der Küche – kommen trotz aller Vorsicht und Warnungen immer wieder vor.

BEACHTE

Ist die Wunde großflächig, bilden sich große Blasen oder offene Wunden, kontaktiere deine Ärztin oder einen Rettungsdienst. Streich keine Salben, Lotionen oder Hausmittel auf die Wunde.

WAS IMMER KLAPPT

KÜHLEN

Passiert eine kleine Verbrennung, sollte die betroffene Stelle in den ersten Minuten gekühlt werden. Für rasche Kühlung sorgt im Idealfall frisches, sauberes Wasser. Es ist ausreichend, wenn das Wasser **hand- oder lauwarm** ist. Füll es in ein geeignetes Gefäß und bade die betroffene Stelle. Fließendes oder eisiges Wasser kann zusätzliche Schmerzen verursachen oder Gewebe verletzen.

WAS DU EINPACKEN KANNST

SCHMERZMITTEL

Die von Verbrennungen verursachten Schmerzen sind sehr intensiv. Vor allem in den ersten Stunden nach einem Unfall und bei größeren Wunden solltest du die Gabe von Schmerzmitteln aus eurer Reiseapotheke in Betracht ziehen und eine Ärztin kontaktieren.

Wichtig ist, dass du Brandblasen nach dem Kühlen mit einem schützenden Verband davor bewahrst, vorzeitig aufzubrechen. Das Infektionsrisiko steigt, wenn die Blase geöffnet wird.

Viele Hausmittel, die im Kapitel Sonnenbrand erklärt werden, können auch bei kleinen, lokalen Verbrennungen verwendet werden.

▷ Sonnenbrand: S. 46

BRANDBLASE IM MUND

Kinder sind im Mund sehr temperaturempfindlich und vermeiden heiße Speisen meist instinktiv. Sollte eine Verbrennung im Mund trotzdem passieren, bedenke, dass die Schleimhäute zwar extrem schnell heilen, die Missempfindung und der Schmerz zu Beginn aber jedenfalls rasch gelindert werden sollten.

Dafür eignen sich:

- Kühles, schluckweise getrunkenes Wasser. Fruchtsäfte können brennen.
- Milde und weiche, kühle Speisen wie Gemüsebrei oder kalte Suppen und Kompotte sollten die ersten Mahlzeiten nach einer Verbrühung im Mund sein.
- Ihr könnt es natürlich auch mit einem Eis versuchen!
- Ein Löffelchen Honig lutschen – er wirkt antientzündlich und hilft beim Abheilen.
- Salbei- oder Kamillentee kann gegurgelt, gespült oder in kleinen Schlückchen getrunken werden – er unterstützt die Mundschleimhaut beim Abheilen.
- Scharfe Gewürze oder trockene Speisen sowie Brot mit fester Krume sollten vermieden werden. Prickelndes Mineralwasser kann den Schmerz ebenfalls verstärken.

AMEISEN, QUALLEN, BRENNNESSELN …

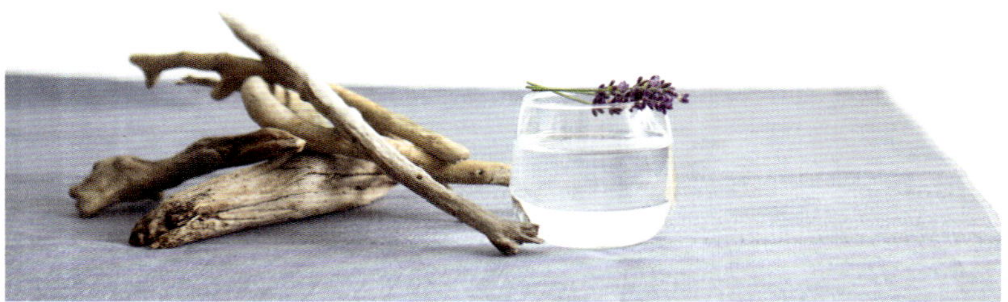

Was die drei gemeinsam haben? Sie können sich super verteidigen! Und die Verletzungen werden mit ähnlichen Hausmitteln gelindert – wie praktisch! Die feinen Brennhaare der **Brennnessel** ritzen bei Kontakt die menschliche Haut ein; der Pflanzensaft reizt – ebenso wie das Nesselgift der **Quallen** – die Haut. **Ameisen** wehren sich gegen Bedrohungen mit Ameisensäure, die sie mit einem feinen Biss in die Haut des Angreifers einbringen.
Bei all diesen Kontakten sind lokale Schmerzen, Rötungen, Jucken, Brennen die Folge, aber nur bei Allergien kommt es zu ernstlichen Veränderungen und Schwellungen. In den allermeisten Fällen ist diese Begegnung nur lästig, schmerzhaft, macht wütend oder traurig. Geht aber mit Hilfe von Mama und Papa sowie ein paar Hausmitteln wieder vorbei!

WAS IMMER KLAPPT

ERSTER SCHRITT: REINIGEN

- Nach dem Kontakt mit **Quallen** die auf der Haut vorhandenen Nesselzellen abspülen. Dazu Meerwasser (Salzwasser) oder Essig verwenden. Kein Süßwasser und nicht reiben – das Gift dringt sonst tiefer in die Haut ein.
- Das gleiche gilt für **Brennnesseln**: Sie hinterlassen feine, abgebrochene Stacheln auf der Haut. Durch Kratzen und Reiben dringen diese tiefer in die Haut ein. Besser erst **reinigen, abspülen und kühlen**! Klares Wasser aus der Wasserflasche oder dem Bach ist die erste Hilfe, wenn ihr draußen unterwegs seid.
- **Krabbelnde Ameisen** müssen natürlich ebenfalls entfernt werden. Unbedingt auch Kleidung und Schuhe durchsuchen, damit ihr sichergeht, dass es zu keinen weiteren Bissen kommt.

ZWEITER SCHRITT: KÜHLEN

- Unabhängig von der Ursache werden die Schmerzen gelindert, indem ihr die betroffenen Stellen kühlt, um Schmerzweiterleitung, Durchblutung und Schwellung zu mindern.
- Feuchte Auflagen, Eiswürfel in einem Tuch, Topfen-/Quarkauflagen, Essig pur oder mit Wasser verdünnt ... Es gibt viele Möglichkeiten, um rasch zu helfen. Irgendeine Zutat könnt ihr bestimmt rasch besorgen.

WAS IHR SPONTAN BESORGEN KÖNNT

- Eine Bank- oder Kundenkarte kann helfen, um Nesselgift oder Tentakelreste von der Haut abzuschaben.
- **Kühle Auflagen** mit Topfen, Essigwasser oder Aloe Vera, wenn die Haut bereits ausgiebig mit Wasser gekühlt und gereinigt wurde, sind wunderbare Helfer, um die Schmerzen und Symptome in den Stunden nach dem Unfall weiter zu lindern.

Topfenauflage (Quarkauflage)

Zutaten:

- Tuch
- Topfen/Quark

1. Streiche Topfen etwa 1 cm dick auf ein Tuch,Taschentuch oder Küchenpapier und schlage die Ränder ein, sodass ein kleines Päckchen entsteht.
2. Dieses kühlende Paket wird auf die schmerzende Stelle aufgelegt.

Das Wiesenpflaster kann bei Brennnessel-Kontakt schnell helfen! **„Beruhigende“ Pflanzensäfte** von Wildkräutern am Wegesrand als „Gegengift“ verwenden. Pflückt ein paar Blätter von Gänseblümchen, Spitzwegerich oder Melisse und quetscht sie, um die zerdrückten Blätter dann auf die betroffene Stelle zu legen.

KRÄUTERTIPP

▷ Wiesenpflaster: S. 33

Unser Gehirn ist ein kleines Wunderwerk

Sind Schmerzen stechend, brennend und intensiv, kann man Kinder oft schwer mit Trost beeindrucken oder gar nicht erreichen. Ablenkung könnte dann ein probates Mittel sein, um den Schmerz zu vergessen. Unser Hirn hat die erstaunliche Fähigkeit, Sinneseindrücke in den Hintergrund treten zu lassen, wenn unsere Gedanken mit geheimnisvollen, spannenden oder lustigen Geschichten abgelenkt werden. Fun Fact: Da wir Eltern uns ganz auf das Erdenken der Geschichte konzentrieren, werden auch wir ruhiger, und die Panik legt sich. Ein genialer Nebeneffekt unserer eigenen Ruhe: Sie überträgt sich bald auf unsere Kinder!

SAND, STAUB, BRÖSEL IM AUGE

Sand oder Erde gelangen nur allzu leicht ins Auge – auch wenn wir tausendmal wiederholen: „Nicht mit Sand herumwerfen!" Es passiert. Vielleicht war's ja auch ein Windstoß. Unsere Augen sind extrem empfindlich. Hab Verständnis für die missliche Lage!

WAS IMMER KLAPPT

- Hastige Bewegungen und vor allem festes Reiben sollten vermieden werden.
- Sauberes Wasser aus der Wasserflasche, wenn ihr unterwegs seid, ist auch hier die einfachste und beste Erste Hilfe. Dazu wird der Kopf schief gehalten und das Auge „ausgespült" – Staubkörner und Verunreinigungen werden ausgeschwemmt. Angenehm ist das nicht. Aber hilfreich.

WAS DU EINPACKEN KANNST

- **Kochsalzlösung** und sterile Kompressen hast du in deiner Reiseapotheke? Sehr gut! Denn die Kochsalzlösung ist perfekt geeignet, um das Auge zu reinigen.
- Wenn ihr die Fremdkörper nicht entfernen könnt und ins Krankenhaus geht, decke das Auge mit einer **Kompresse** ab – je weniger geblinzelt und gerieben wird, desto besser.

WAS IHR SPONTAN BESORGEN KÖNNT

- Bitte um Hilfe! Dein Kind braucht deine volle Aufmerksamkeit, jemand kann Wasser bringen oder telefonieren, während du dein Kind beruhigst oder das Wasser über die Augen gießt.

In der Ruhe liegt die Kraft

Versuch mit all deiner mentalen Kraft (ja, die hast du!) ruhig zu bleiben. Erkläre deinem Kind, was ihr macht und warum. Je ruhiger und bestimmter du auftrittst, desto ruhiger kann dein Kind bleiben. Instinktiv nimmt es wahr, ob du bei einer Anwendung sicher bist oder an deinen Fähigkeiten zweifelst.

BEACHTE

Verletzungen an den Augen dürfen nicht auf die leichte Schulter genommen werden. Besser zur Nachkontrolle deine Ärztin kontaktieren.

SPLITTER, DORNEN, HOLZSPÄNE UNTER DER HAUT

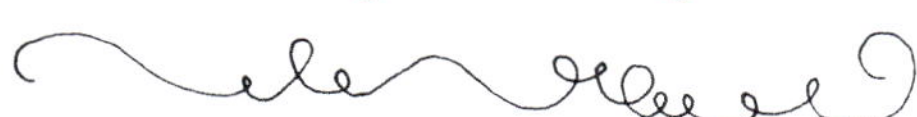

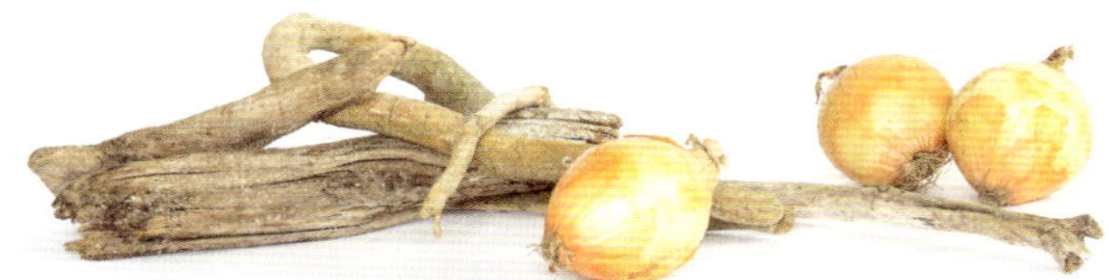

Verirren sich kleine Holzsplitter oder Dornen unter die Haut, ist das sehr unangenehm, und Hilfe ist willkommen. DIY-Mini-Operationen sind bei Kindern jedoch selten beliebt.

WAS IMMER KLAPPT

BADEN

... weicht die Haut auf, folglich kann der Körper die Späne leichter ausstoßen. Egal, ob ein Vollbad oder ein Teilbad mit viel Seifenschaum für den betroffenen Körperteil – ganz nebenbei verschwinden die feinen Stacheln oder ihr könnt sie im Anschluss leichter entfernen.

ZWIEBELPFLASTER

Splitter und Dornen, die unter der Haut festsitzen, können mit roher Zwiebel „herausgelockt“ werden.

Zwiebelpflaster

1. Ein Stück rohe Zwiebel wird
2. mit einem Pflaster über dem festsitzenden Holzspan festgeklebt.

Zutaten:
- Zwiebel
- Pflaster

3. Die äußere Hautschicht weicht über Nacht auf, die entzündungshemmende Wirkung der Zwiebel unterstützt den Körper.
4. Morgens findet ihr den Dorn oder Splitter an der Zwiebel festgeklebt oder in die oberste Hautschicht herausgelockt, wo ihr ihn leicht zu fassen bekommt. Im besten Falle ist er einfach verschwunden!

BEACHTE

Schmerzen die unter der Haut sitzenden Stacheln oder Dornen bzw. entzünden sie sich, habt ihr Bekanntschaft mit einer unbekannten Pflanzen- oder Tierart gemacht – kontaktiert eure Ärztin oder eine nahegelegene Apotheke.

WAS DU EINPACKEN KANNST

PINZETTE

In deiner Reiseapotheke befindet sich eine Pinzette? Super! Wenn ihr den Splitter mit der gereinigten Pinzette zu fassen bekommt, wäre das der rascheste Weg, um ihn loszuwerden. Kinder sind selten begeistert von solchen Mini-Operationen. Erkläre vorab, was du machst, und binde dein Kind ein. Respektiere seine Grenzen, wenn es gar nicht berührt werden will. Vielleicht dann erst mal eine Zwiebel aufkleben, um die Haut aufzuweichen? Hat es Angst beim Hinsehen? Vielleicht klappt es mit ein bisschen Ablenkung?

Ablenkung – unser Gehirn nutzen!

„An was Schönes denken" hilft sprichwörtlich, aber auch nachweislich, das Schmerzempfinden zu drosseln. Die Neurologie beweist: Schmerzwahrnehmung wird verringert, wenn wir uns ablenken. Das klappt natürlich auch für Kinder! Ein (Konzentrations-)Spiel, das das Gehirn beschäftigt und alle Aufmerksamkeit abverlangt, lässt uns wenig Spielraum, um uns auf den Schmerz zu fokussieren.

Verhaltenstherapeut:innen, Neurologen, Mentaltrainerinnen oder auch Hypnotiseure – sie alle nutzen mit ihren Klienten diese Möglichkeiten. **Wir können unsere Schmerzen tatsächlich vergessen!**

Unsere Kinder brauchen dazu keinen professionellen Coach. Mamas und Papas, die die Basics kennen, schaffen es mit ein paar Ideen, das „Aua" in den Hintergrund treten zu lassen!

Hier sind ein paar unserer Spiele, die du natürlich ergänzen kannst und je nach Alter deines Kindes variierst:

- Große Kinder können mit euch lange **Schlangensätze** bilden: Wer an der Reihe ist, fügt ein Wort hinzu. In jeder Runde wird der ganze Satz wiederholt. Und die entstehende **Endlosgeschichte** darf auch lustig sein!
- Schulkinder können auch **Wortketten** bilden: Zusammengesetzte Hauptwörter werden aneinandergereiht. Der letzte Teil des ersten wird zum ersten Teil des zweiten zusammengesetzten Wortes, z. B.: Schulkind – Kindergarten – Gartenhütte ...
- Das **Alphabet** aufsagen, vielleicht sogar rückwärts?
- Wenn ihr draußen seid: Wolkenformen entdecken und interpretieren. Sich Geschichten ausdenken, in denen die Figuren vorkommen.
- Ein Gänseblümchen pflücken und die Blütenblätter einzeln abzupfen. Das Gänseblümchen kann auch zerrieben und auf die Wunde gelegt werden – seine Inhaltsstoffe beruhigen den Schmerz.

▷ Wiesenpflaster: S. 33

WAS IHR SPONTAN BESORGEN KÖNNT

PECHSALBEN

... werden traditionell auch als „Zugsalben“ eingesetzt. Sie wirken antientzündlich und keimhemmend. Befindet sich eine solche Salbe nicht im Reisegepäck, könnte sich die Besorgung lohnen, wenn viele Dornen oder Stacheln festsitzen. Die Salbe kann großflächiger aufgetragen werden und über Nacht ihr Werk vollbringen.

HILFE BEI BLASEN AN DEN FÜSSEN

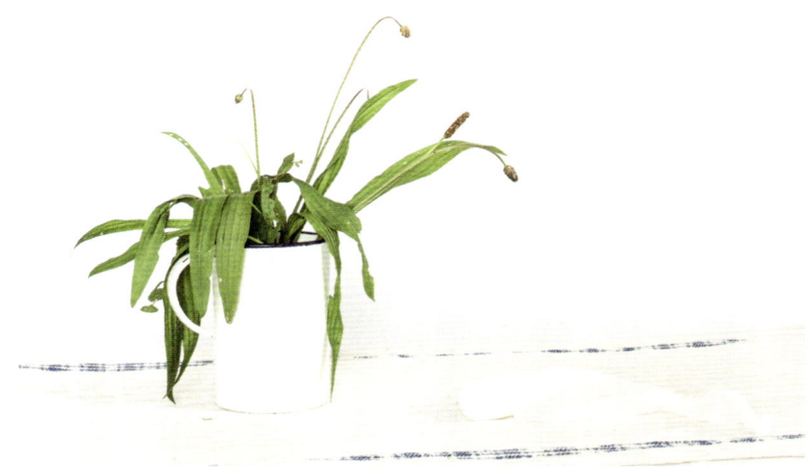

Lange Spaziergänge oder das Reiben neuer oder enger Schuhe an den Füßen sind die häufigsten Auslöser für Blasen. Diese unangenehmen Verletzungen entstehen durch die Ablösung der obersten Hautschicht von der Unterhaut. Meist sind die Blasen mit Flüssigkeit oder Blut gefüllt.

WAS IMMER KLAPPT

SCHUHE AUSZIEHEN

Bemerkt ihr unterwegs, dass sich eine Stelle am Fuß schmerzhaft verändert, schnellstmöglich die Ursache für die Reibung entfernen: den verrutschten Strumpf zurechtziehen, den Schuh oder das Sandkorn, das die Reibung verursacht, loswerden. Der Rest des Weges kann vielleicht barfuß bewältigt werden? Drückt der **Skischuh**? Dann ist Barfußgehen keine Option. Abpolstern der Stelle mit einem Pflaster und zum nächstmöglichen Zeitpunkt raus aus den Schuhen.

SAUBER HALTEN UND PFLEGEN

Manchmal bemerkt man die Blase erst, wenn sie brennend schmerzt und schon aufgerieben wurde. Dann die Wunde möglichst sauber halten und einen kleinen Verband anlegen.

Grundsätzlich sollten Blasen verschlossen bleiben, weil man Infektionen auf diese Weise am besten verhindert – die intakte Haut ist der beste Infektionsschutz.

WAS IHR SPONTAN TUN KÖNNT

- Die Schuhe raschestmöglich gegen ein anderes Paar tauschen oder den Rest des Weges barfuß gehen.
- Wenn schweißnasse Füße die Blase ausgelöst haben, könnte ein naher Bach für Abkühlung sorgen. Quillt die Haut durch Hitze und Schweiß auf, reiben selbst eingetragene, passende Schuhe.
- Falls ihr im Sommer wandert: Wiesenpflaster (siehe unten) in die Schuhe legen.

KRÄUTERTIPP

Kräuterpflaster

Eine Auflage aus gequetschten Blättern von Spitz- oder Breitwegerich kann unterwegs rasch helfen. Die Blätter des Breitwegerich haben die ideale Form, um als Kräuterpflaster die aufgeriebene Stelle für den Rest des Weges abzupolstern. Das Blatt über der betroffenen Stelle in die Socke legen, die Wanderung aber trotzdem rasch beenden.

▷ Wildkräuter: S. 119

Walk on the wild side

Falls ein Weitergehen in den eigenen Schuhen trotz Kräuterpflaster unmöglich und dein Kind ein zögerlicher Barfußgeher ist, könnt ihr versuchen, ein Spiel daraus zu machen.

- Wie fühlt sich der Untergrund an verschiedenen Stellen auf der bloßen Fußsohle an?
- Wie fühlt es sich an, ganz langsam und zögerlich aufzutreten oder ganz schnell zu laufen?
- Mama und Papa gehen auch ohne Schuhe und nehmen am gemeinsamen Barfußweg teil!
- Barfußlaufen gilt als sehr gesund – man verwendet Fußmuskulatur, die sonst in den Schuhen ganz faul sein darf. Erzähl deinem Kind, wie superstark seine Muskeln davon werden.

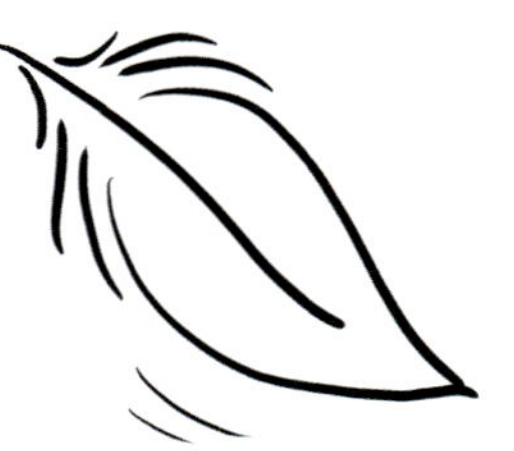

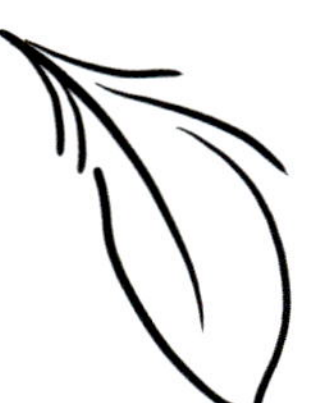

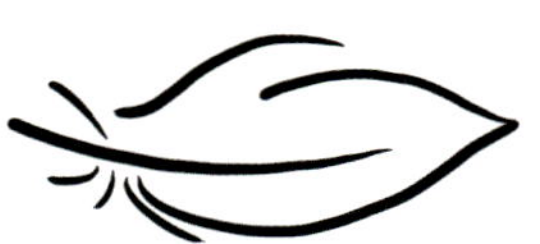

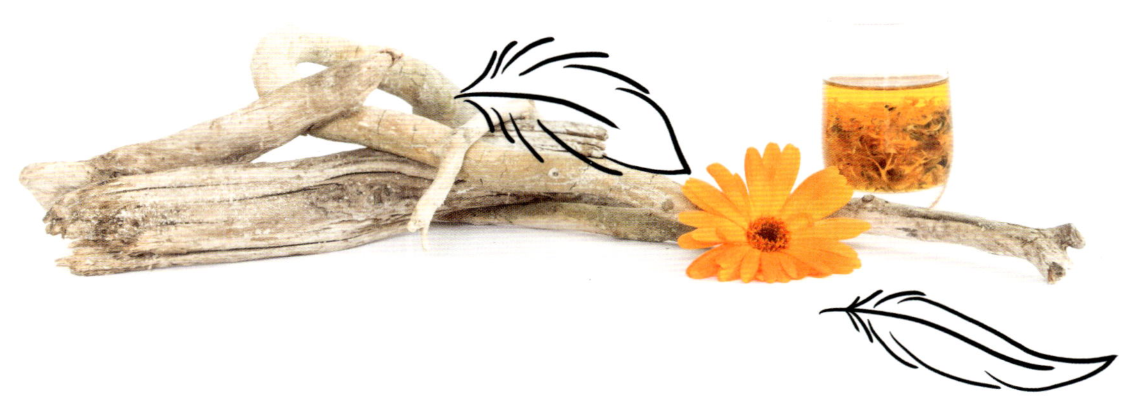

HAUTPFLEGE

UNSERE SCHUTZHÜLLE VERSORGEN

Unsere Außenhülle zu pflegen ist immer wichtig, aber im Sommer und im Winter nimmt sie einen besonderen Stellenwert ein. Da Baby- und Kinderhaut ihre Schutzbarrieren erst langsam aufbaut, ist es einerseits besonders wichtig, die „Weniger ist Mehr“-Regel bei synthetischen Zusätzen in Pflegeprodukten zu beachten und sie nicht verfrüht mit Seifen, Badezusätzen und üppigen Cremen zu beeinflussen. Andererseits braucht sie in extremen Wettersituationen besonderen Schutz. Denn weder gegen Sonne noch bei eisigen Temperaturen kann sie sich im gleichen Maß wie Erwachsenenhaut selbst schützen.

SONNENBRAND

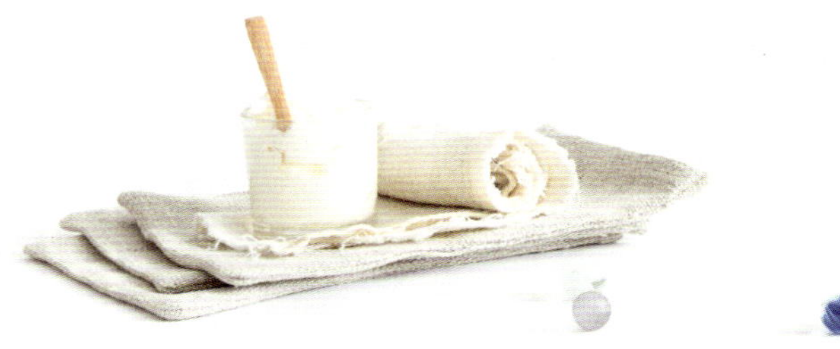
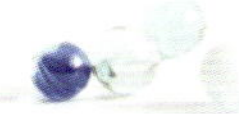

Die dünne, helle Kinderhaut verträgt Sonnenbäder nicht gut. Nichtsdestotrotz brauchen wir viel Licht und Wärme, um als Menschen gut gedeihen zu können. Wie so oft: ein Dilemma für uns Eltern.

Ein „ganz richtig" oder „völlig falsch" gibt es nicht. Euer Weg ist wie immer individuell zu gestalten. Abhängig von Wohn- und Urlaubsort, Konstitution und Lebensstil sind wir als Eltern gefordert, persönlich abgestimmte Entscheidungen zu treffen. Von der Wahl des Sonnenschutzes bis zur Windelmarke tun wir das täglich in vielen Varianten, zum Wohle unserer Kinder und immer mit dem Risiko, auch mal einen Fehler zu machen.

Egal, wie gut man aufpasst, auch wenn man sich ganz langsam an die Sonne gewöhnt, auch wenn man sich vorwiegend im Schatten aufhält – ein Sonnenbrand kann passieren. Dann gibt es einfache, wirksame Hausmittel, um die Folgen zu lindern.

WAS IMMER KLAPPT

- Ist die Haut sichtbar gerötet, sofort nach drinnen wechseln und für Abkühlung sorgen!
- **Wasser** auf ein Tuch schütten und auf die betroffenen Stellen auflegen,
- einen **Fächer** aus Papier basteln und die Luft in Bewegung bringen,
- **Kleidung** entfernen, Reibung vermeiden.

WAS DU EINPACKEN KANNST

- **Johanniskrautöl** – einfach auf die betroffenen Hautstellen tupfen. Vorsicht, geölte Haut soll nicht mehr in die Sonne. Die Wissenschaft streitet zwar darüber, ob und wie phototoxisch Johanniskrautöl nun ist, aber zur Sicherheit: die Haut nicht der Sonne aussetzen.
- **Lavendel** – für hautpflegenden Tee die Blüten kurz ziehen lassen, abkühlen, auf die Haut tupfen oder mit Tüchern auflegen.
- **Lavendelhydrolat** – aufsprühen und den Kühleffekt genießen. Unterstützt die Haut beim Heilen.
- **Ringelblumen** – für lindernden Tee (äußerlich): mit einem Tuch sanft auftupfen oder Tücher auflegen.

DIY-Kühl- und Hautpflegespray

Zutaten:
- Wasser
- ätherisches Lavendelöl aus deiner Reiseapotheke

1. 6 Tropfen Lavandula angustifolia und etwa 20 ml Wasser mischen.
2. In ein Sprühfläschchen geben und gut verschütteln.
3. Auf die geröteten Stellen sprühen.
4. Die Verdunstung der feinen Tröpfchen kühlt, die Inhaltsstoffe des Lavendels fördern die Heilung.

▷ Reiseapotheke: S. 110

WAS IHR SPONTAN BESORGEN KÖNNT

KÜHLE AUFLAGEN MIT KRÄUTER- ODER TEEZUSATZ

Schwarztee, Ringelblumentee oder Melissentee ziehen lassen und abkühlen. Darin wird ein Baumwolltuch getränkt und auf die Haut gelegt. Erneuern, wenn es sich warm anfühlt.

MILCHPRODUKTE

- Streichfähigen **Topfen/Quark, Joghurt oder Sauerrahm/saure Sahne** vorsichtig auf die Rötung streichen. Milchprodukte wirken herrlich kühlend, gleichzeitig entzündungshemmend und feuchtigkeitsspendend.
- Ist die Feuchtigkeit eingezogen, die Reste mit lauwarmem Wasser abwaschen – nicht reiben.
- Lieber ohne „Matsch“? Dann das Milchprodukt auf ein Küchentuch streichen und dieses „Paket“ auf die Haut legen.

OBST
Fein geschnittene **Wassermelone oder Gurke** kann man auf die Haut legen. Auf diese Weise versorgt ihr euch mit Wasser und Mineralstoffen – die einfachste After-Sun-Behandlung im Urlaub. Unbedingt auch davon essen! Es wirkt auch von innen.

Gedanken und Worte, die euch in dieser Situation helfen können

- Jetzt in schlechtem Gewissen und Gedanken wie „Hätte ich doch früher", „Wären wir doch nicht" zu versinken, bringt wenig. Natürlich kannst du deine Lehre aus den Entwicklungen ziehen. Um dann zu sehen: Dein Kind ist stark, gesund und hat wundervolle Selbstheilungskräfte!
- Klagt dein Kind über Hitze, dann versucht eine Gedankenreise in eisige Gefilde! Könnt ihr euch noch an den letzten Schnee erinnern? Begebt euch gedanklich auf's Glatteis. Innere Bilder wirken.
- Ablenkung ist eine effektive Methode aus der Schmerztherapie. Herumliegen und darauf warten, dass diese oder jene Stelle schmerzt? Besser nicht. Spielt ein Lieblingsspiel, lies ein Buch vor – natürlich drinnen.
- Die genannten Hausmittel können Kinder auch selber anwenden: beim Auftragen von Joghurt helfen, den Spray selbst aufsprühen ... Selbstwirksamkeit erleben und sich selbstständig Gutes tun ist eine wichtige Erfahrung beim Großwerden.

HAUTPFLEGE IM WINTER

Extreme Kälte ist eine Herausforderung für die Haut. Lässt sich ein längerer Aufenthalt bei eisigen Temperaturen draußen nicht vermeiden, beachte die folgenden Tipps, um die Gesichtshaut deines Babys zu schützen.

WAS IMMER KLAPPT

- Wollmützen, die auch die Ohren und teilweise die Wangen abdecken, für die ganz Kleinen.
- Fettcreme für die Wangen und das Näschen, wenn die Temperaturen weit unter dem Gefrierpunkt liegen.
- Feuchtigkeitscremes braucht die Gesichtshaut von Babys und Kindern eigentlich nie, aber besonders bei Temperaturen unter 0° C sind sie zu vermeiden, da der hohe Feuchtigkeitsanteil in Pflegeprodukten die Schädigung der Haut durch die Kälte begünstigt.

WAS IHR SPONTAN TUN KÖNNT

An Tagen mit extremer Kälte sollten Spaziergänge auf die nötigsten Wege beschränkt werden oder gänzlich ausfallen. Im aktuell typischen, mitteleuropäischen Winter, also bei Temperaturen rund um den Gefrierpunkt, kann die Haut sich für die Dauer eines Spazierganges gut schützen. Plant daher lieber mehrere kürzere Aufenthalte im Freien ein. So kann häufiges Cremen mit Fettcremes, die die Haut auch belasten können, entfallen.

BABY, IT'S COLD OUTSIDE

Die Heizungsluft im Winter und der Temperaturunterschied zwischen drinnen und draußen können zu trockener Haut an den Händen, im Gesicht und an den Lippen führen. Ein bisschen zusätzliche Pflege bringt die Anwendung von selbstgemachten Auszugsölen oder Schüttel-Emulsionen, etwa mit Ringelblume, Rose oder Lavendel.

Angewendet wird am besten abends – so hat die Haut über Nacht Zeit, um die Wirkstoffe aufzunehmen und zu regenerieren, ohne dass wir Ölflecken hinterlassen.

Die Zubereitung einer einfachen **Schüttelemulsion** hat sich hierfür bewährt. Sie enthält die nährende Feuchtigkeit von Hydrolaten und pflegendes Ringelblumenöl.

▷ Durchfall: S. 69

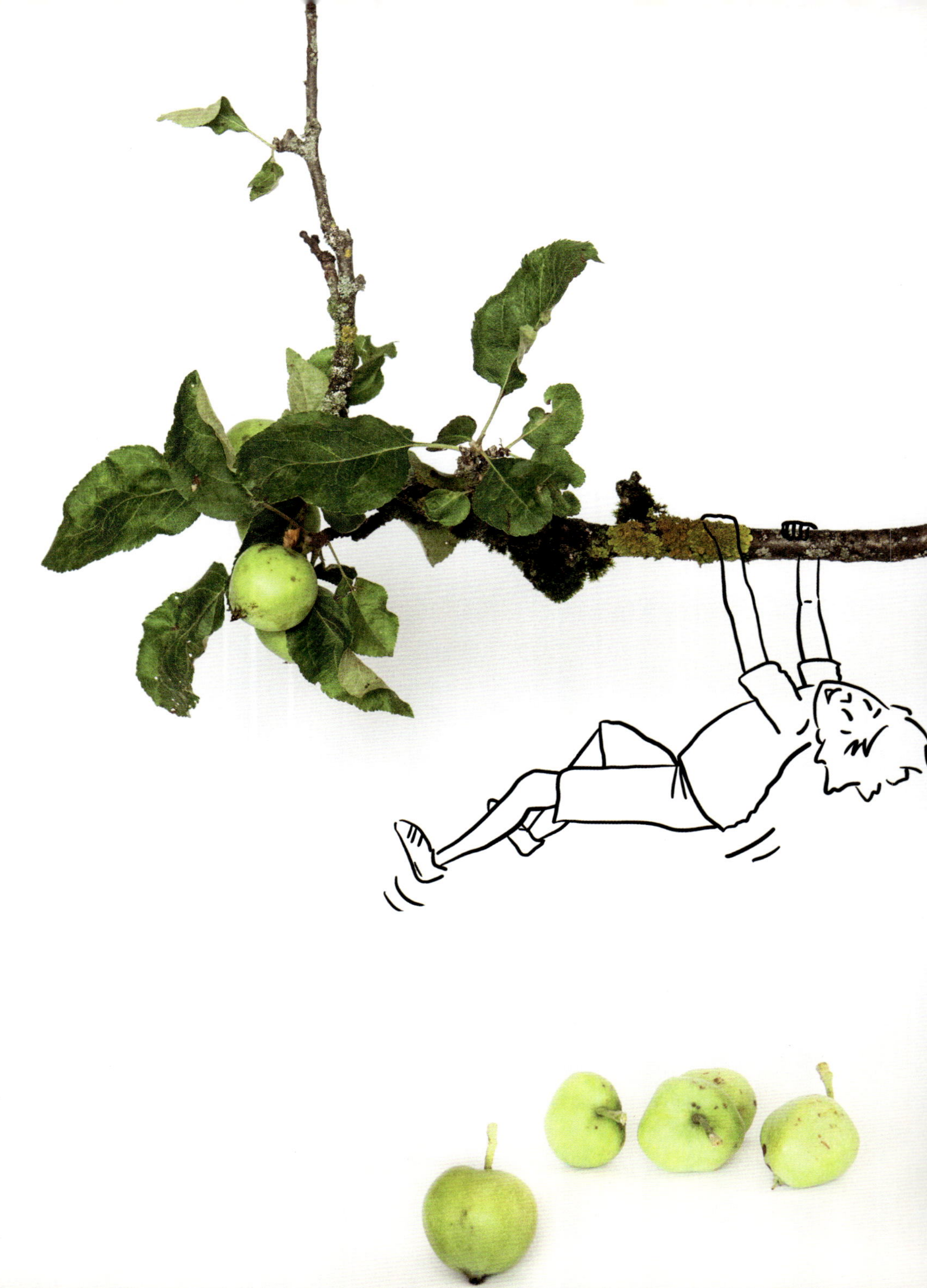

WENN ES ZWICKT UND ZWACKT

FEINES FÜR DEN BEWEGUNGSAPPARAT

Die Welt entdecken. Gemeinsam Abenteuer erleben. Die Natur erfahren, auf Bäume klettern. Im Urlaub und bei Ausflügen finden wir endlich Zeit dafür. Manchmal passieren Hoppalas. Wenn wir besonnen reagieren, die Folgen in Ruhe betrachten und sorgsam Erste Hilfe leisten, ist der kleine Unfall meist schnell vergessen. Glücklicherweise gehen die meisten Abenteuer der Kinder glimpflich aus. Trost, Zuspruch und gewissenhafte Versorgung der Schrammen sind aber immer nötig.

PRELLUNG, VERSTAUCHUNG, BLAUER FLECK, QUETSCHUNG …

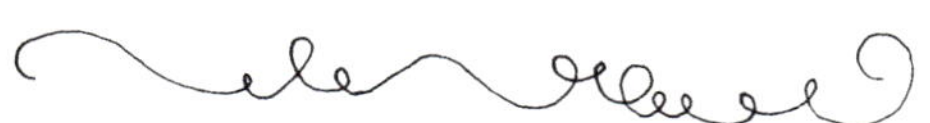

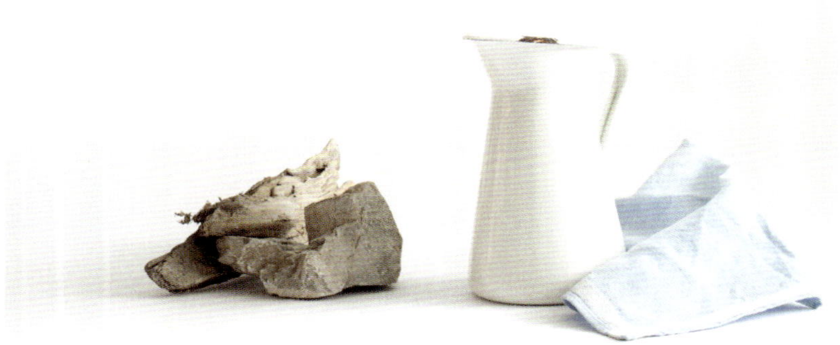

Schneller als gedacht passiert ein kleines Malheur. In den überwiegenden Fällen brauchen wir Eltern nicht das Wissen aus dem Erste-Hilfe-Kurs oder aus einem Medizinstudium, sondern etwas Zeit, Zuspruch und ein paar Hausmittelchen, damit das Abenteuer schnell fortgesetzt werden kann.

WAS IMMER KLAPPT

PAUSE, KÜHLEN, STÜTZEN, HOCHLAGERN – P-E-C-H

In der Ersten Hilfe dient die PECH-Regel als Gedankenstütze, um bei stumpfen Verletzungen rasch zu helfen und die Lage einschätzen zu können. Da wir Eltern unsere Kinder häufig bei kleinen Blessuren begleiten, ist es sinnvoll, sich diese Regeln anzueignen und zu befolgen. Auch zur ersten Einschätzung einer Unfallsituation unterwegs oder am Spielplatz ist die PECH-Regel gut geeignet.

Die Buchstaben stehen für:

- Pause: Sorge dafür, dass die kleine Sportlerin erst einmal eine Pause einlegt. Das verletzte Körperteil sollte hochgelagert und ruhiggestellt werden, um die Durchblutung zu verringern.
- Eis: Kühlen! Lindert die Schwellung, mindert die Schmerzen. Ein kaltes Tuch, ein in Wasser getränktes Shirt – mithilfe von Alltagsgegenständen lassen sich rasch unterstützende Maßnahmen einleiten.

- Compression: Meint in der Ersten Hilfe das feste Stützen von verletzten Körperteilen. In der Begleitung der Kinder konzentrieren wir uns darauf, die verletzten Bereiche ruhigzustellen und sie nicht unnötig zu bewegen. Festes Umwickeln ist selten beliebt.
- Hochlagern: Verletzte Beine oder Arme hochlagern hilft, den Blutfluss zu verringern. Schwellung und pochender Schmerz werden reduziert. Das Ruhigstellen verhilft zu einer allgemeinen Pause. Ihr habt Gelegenheit, eure Gedanken zu sortieren und die nächsten Schritte zu planen.

Es kann sein, dass nach der ersten Empörung und einer kleinen Pause alles wieder gut ist und dein Kind fröhlich weiterhüpft.

BEACHTE

Sollte sich aber herausstellen, dass die Verletzung ernster ist und häusliche Pflege nicht ausreicht, dann wendet euch an eure Ärztin.

Dein Kind ist stark!

Ein weinendes Kind, eine sichtbare Verletzung – das ist für Eltern niemals leicht auszuhalten. Erinnere dich daran, dass Hoppalas und Rückschläge integraler Bestandteil unseres menschlichen Lebens sind. Du kannst nicht immerfort ein Sicherheitsnetz um dein Kind spannen.

Dein Kind ist stark, kräftig und gesund. Es kann dieses Erlebnis verdauen, die Blessur wird verheilen, und es wird gestärkt daraus hervorgehen.

WAS DU VORBEREITEN KANNST

ARNIKATINKTUR – KLEINE UNFÄLLE LINDERN

Eine sehr geschätzte Heilpflanze bei stumpfen Verletzungen jeder Art ist seit Generationen: Arnika. Bei Unfällen und Stürzen, die geschlossene Wunden wie blaue Flecken und Prellungen hinterlassen, kann diese zauberhafte Helferin auf die schmerzende Stelle aufgetragen werden.

Verbreitet ist die Anwendung als Auszugsöl oder Tinktur, die im Fachhandel erhältlich sind. Aus der Tinktur lassen sich einige Hausmittel vorbereiten, die euch zum Spielplatz, zu Hause, im Garten oder in den Urlaub begleiten können:

ARNIKA ZUM AUFSPRÜHEN

Wenn du die 1:10 verdünnte Tinktur in einer kleinen Sprühflasche aufbewahrst, hast du immer eine schnelle, einfache, kühlende Hilfe zur Hand. Ein paar Sprühstöße auf dem blauen Fleck verteilen und pusten, um für zusätzliche Kühlung sorgen. So fliegt der Schmerz schneller weg!

Kinder, die keine Berührung zulassen möchten, finden diese luftige, kühlende Anwendung akzeptabel.

Arnika-Eiswürfel – der Aua-Schreck

1. Du befüllst Eiswürfelbehälter mit Wasser und
2. gibst je 1 Tropfen der Arnikatinktur dazu,
3. frierst sie ein und
4. hast sie bei Bedarf schnell zur Hand.

Zutaten:
- Wasser
- Arnikatinktur
- Eiswürfelbehälter

Zur Linderung: Die Eiswürfel in ein Tuch stecken, vorsichtig auf die betroffene Stelle halten.

Auf neue Gedanken kommen

Um der Verletzung den Schrecken zu nehmen, kannst du bei der Vorbereitung in jeden Eiswürfel auch eine Gänseblümchenblüte, einen Glitzerstein oder eine Murmel legen. Die Überraschung kommt beim Schmelzen des Eiswürfels zum Vorschein und bietet etwas Ablenkung, um über den Schmerz hinwegzutrösten!

WAS IHR SPONTAN BESORGEN KÖNNT

Ist der schmerzende Körperteil ruhiggestellt, kann eine kühle Auflage weitere Schwellung und Schmerzen verhindern.

Unterwegs ist ein **in Wasser getränktes Tuch** eine gute Hilfe, für die weitere Linderung sind **kühler Topfen/Quark und Kraut/Kohl** bei stumpfen Verletzungen und Gelenkbeschwerden bewährt.

KÜHLE AUFLAGEN

Auflagen mit Topfen/Quark vereinen zwei Vorteile miteinander: Topfen fühlt sich durch seine nasse Konsistenz auf dem stark durchbluteten Gewebe nicht nur angenehm an, sondern lindert durch die Kühle auch die Schwellung, wirkt entzündungshemmend und nimmt Schmerzen.

Kühle Auflage

1. Topfen auf Küchenpapier oder ein Baumwolltuch streichen,
2. Tuchränder einschlagen, sodass der Topfen verpackt ist und die Haut sauber bleibt,

Zutaten wahlweise:
- Topfen/Quark oder
- Kraut/Kohl
- Küchenpapier oder Baumwolltuch

3. auf die schmerzende Stelle legen.

Alternativ: Der gleiche Vorgang mit einem großen Blatt Kohl, das aufgelegt und umwickelt wird.

Die Auflage muss nicht wie ein Wickel fixiert werden, im Gegenteil: Es ist wünschenswert, dass Luft an das Paket kommt. Durch die Feuchtigkeit im Topfen wird die Haut befeuchtet, und sobald diese Feuchtigkeit auf der stark durchbluteten Haut verdunstet, entsteht ein angenehmer Kühleffekt.

KRÄUTERTIPP

Gänseblümchen

Diese unscheinbare, allgegenwärtige Heilpflanze zeigt nach der Signaturenlehre der Alten deutlich, was sie kann: Bist du schon mal auf ein Gänseblümchen getreten und konntest beobachten, wie unbeeindruckt es sich zeigte? Es steht einfach wieder auf und lächelt weiter der Sonne entgegen.

- Legen wir zerriebene Gänselblümchenblätter und -blüten auf die schmerzende Stelle, verleiht uns das ein wenig von seiner Widerstandskraft. Dank seiner Inhaltsstoffe ist der Schmerz rasch vergessen und wir können weiterspielen. Eine solche Breiauflage kann auch aus Spitzwegerich gemacht werden.
- Alternativ könnt ihr aus frischen Gänseblümchenblüten und -blättern einen Tee kochen und damit Tücher tränken, die dann auf den verletzten Körperteil gelegt werden.

▷ Wiesenpflaster: S. 33

Look on the bright side

Stumpfe Verletzungen kommen in der Kindheit immer wieder vor. Die Welt will entdeckt und erobert, der eigene Körper als Werkzeug ausprobiert werden. Jeden Tag lernt dein Kind erstaunlich viel Neues!

Die Ausdauer, mit der Kinder ihren Interessen nachgehen, ist bewundernswert. Auch ihr Mut, trotz kleinen Rückschlägen immer weiterzumachen, darf uns Erwachsene ehrfürchtig zurücklassen.

Passieren bei der Welteroberung kleine Malheure, dann spende deinem Kind Trost. Verzichte auf Belehrungen. „Ich habe dir doch gesagt, das ist gefährlich …“ hilft jetzt niemandem. Nur eigene Erfahrungen machen klüger.

Zeig **Verständnis** für die missliche Lage. Gib eine optimistische Vorausschau darauf, wie rasch die Wunde heilen wird. Die Zellregeneration von Kindern ist erstaunlich! Über Nacht heilen Blessuren. Ein Wunder, das ihr nun aus nächster Nähe erleben könnt. Der Schmerz, die Schwellung oder ein Bluterguss wird von unserem Körper mithilfe der in uns wohnenden Kraft, der Selbstorganisation oder Selbstheilungskraft, repariert. Und morgen sieht die Welt wieder anders aus!

BEULE AM KOPF – GEHIRNERSCHÜTTERUNG

Wenn beim Sturz nicht die Extremitäten verletzt, sondern der Kopf von einem heftigen Aufprall betroffen ist, gilt es, neben der schnellen Hilfe zur Linderung der Beule auf Zeichen einer Gehirnerschütterung zu achten.

▷ PECH-Regel: S. 52

Erste Maßnahmen folgen wieder der PECH-Regel. **Ruhigstellen, Kühlen, Beobachten von Veränderungen und Ruhe** sind dann die einzigen Hausmittel, die euch zur Verfügung stehen. Du kannst auch hier die oben angeführten Möglichkeiten zur Kühlung anwenden, um die Schmerzen und die Beule zu lindern.

BEACHTE

Beobachte, ob dein Kind nach dem Sturz oder Aufprall **Schwindel, Erinnerungslücken, Ohnmacht, Sehstörungen oder Nasenbluten** zeigt. Auch Erbrechen oder starker Kopfschmerz sind Zeichen einer Gehirnerschütterung. Du solltest einen Rettungsdienst rufen, um nachhaltige Verletzungen auszuschließen.

HEXENSCHUSS, VERSPANNUNGEN, RÜCKENSCHMERZEN

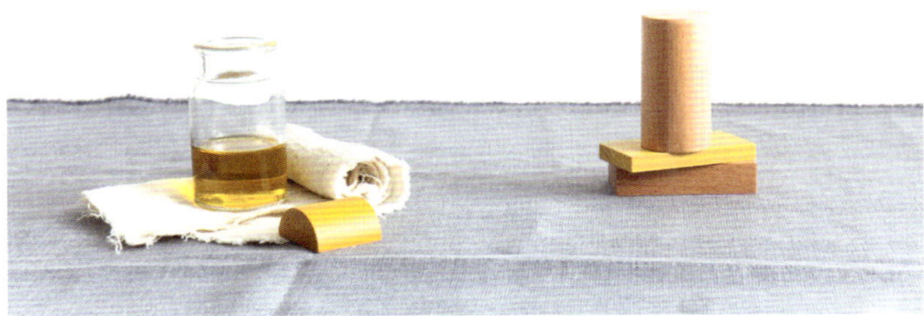

Schon kleine Kinder können über Nackenverspannung und Bewegungseinschränkungen klagen, die wir als „Hexenschuss" bezeichnen. Ob Auslöser wie ein ungewohntes Bett, das Kissen im Urlaubsbett, Zugluft oder die Trampolinanlage im Hotel – Verhärtungen und Verspannungen der Muskulatur sind nicht nur bei Erwachsenen im Urlaub häufig ein Thema.

BEACHTE

Die Abgrenzung zur gefürchteten Hirnhautentzündung und der damit einhergehenden Nackensteifigkeit ist für Laien nicht möglich. Ein Hinweis kann sein: Bei Nackensteifigkeit durch eine mögliche Hirnhautentzündung kann dein Kind den Kopf nicht auf die Brust senken. Das eigene Knie zu küssen, ist dann nicht möglich. Ein erster Test, den auch Kinderärzt:innen durchführen. Befürchtest du eine schwere Erkrankung, kontaktiere deine Ärztin. Vor allem wenn die Nackensteifigkeit in Kombination mit Fieber oder weiteren Symptomen auftritt.

WAS IMMER KLAPPT

AUSLÖSER FINDEN

Sind schwerwiegende Erkrankungen ausgeschlossen und klagt dein Kind über eine Bewegungseinschränkung und punktuelle Muskelschmerzen, solltet ihr der Ursache auf den Grund gehen und sie beseitigen – also etwa das

Kopfkissen wechseln. Oder mit der neuen sportlichen Betätigung pausieren. Gerade im Urlaub kommen unendlich viele lustige Stunden auf der Wasserrutsche oder dem Trampolin als Auslöser infrage!

WÄRME

Wärme entspannt, daher können warme Hände, eine Wärmflasche oder eine warme Dusche die Muskulatur lockern und entspannen.
Auch **Dampfwickel** können die Muskulatur lockern. Dazu

- wird ein Baumwolltuch in heißes Wasser getaucht und ausgewrungen,
- das warme/feucht-heiße Tuch auf die betroffene Körperstelle aufgelegt und mit einem weiteren Tuch oder Schal umwickelt.
- Wenn die Auflage auskühlt, kann sie mehrmals erneuert werden, wenn dein Kind die Anwendung schätzt.

SANFTE BEWEGUNG

Den Nacken wieder mobilisieren und die Muskulatur leicht dehnen – das gelingt auch mit kleinen, aktivierenden Spielen:

- etwa „Ja, ja, ja" mit dem Kopf nicken oder „Nein, nein, nein" – den Kopf langsam und achtsam schütteln.
- Auch kleine Bewegungsspiele, bei denen die Kinder den Schmerz und die Einschränkung „vergessen", können wieder zu mehr Mobilität beitragen und den Hexenschuss verscheuchen.

BEACHTE

Bewegungsspiele nur anwenden, wenn schwerwiegende Verletzungen nach Stürzen ausgeschlossen sind!

DAS SPIEGELSPIEL

Mama oder Papa stehen vor dem „Spiegel" – dargestellt durch das Kind. Jede Bewegung wird vom Spiegel nachgeahmt. Beginne mit winzigen Bewegungen, die Zehen wackeln, die Hände schütteln, die Knie wackeln. Irgendwann nickt der Kopf oder ihr macht euch ganz lang und streckt die Arme hoch hinaus. Wenn dein Kind Gefallen an dem Spiel findet, gelingen Aktivierung und spielerische Mobilisierung wieder.
Übrigens: Auch wenn wir Großen unter Schmerzen vom „falschen" Bett, dem ungewohnten Kissen o. Ä. leiden, können all diese Hausmittel rasch helfen!

WAS DU EINPACKEN KANNST

Berührung kann richtig schmerzhaft sein, wenn Muskeln stark verhärtet sind. Dränge deinem Kind keine Massage auf, sei dir aber der heilenden Wirkung deiner warmen Hände bewusst. Bloßes Handauflegen, Halten, Berühren der betroffenen Bereiche kann bereits lindern.

ÖL-MASSAGE
Leichtes Berühren, Massieren und Kneten der betroffenen Partie kann zu einer Auflockerung führen. Biete sie vorsichtig an und starte ganz sanft! Dein Kind gibt dir Feedback. Verwende ein Massage- oder Hautöl – du kannst auch wärmendes Thymianöl verwenden, falls du welches für die Hustensaison vorrätig hast. Arnikaöl, falls zur Hand, kann hier super unterstützen!

- Öl auf der Körperstelle verteilen
- Langsam, kreisförmig mit warmen Händen einmassieren
- Rücksprache halten – dein Kind wird dir sagen, wie fest du drücken darfst

Angst lösen = Verspannung lösen

Bei all diesen Ideen ist es wertvoll, deinem Kind die Angst vor dieser Missempfindung zu nehmen. Erkläre, dass nur die Muskulatur verhärtet ist und sie sich bald entspannen wird. Angst und Anspannung führen zu weiteren Verspannungen und in der Folge zu Fehlhaltungen, die das Problem verschärfen können. Vielleicht könnt ihr dem schiefen Kopf oder der angespannten Haltung mit Humor begegnen. Lachen löst Anspannung und Angst verlässlich!

WAS IHR SPONTAN BESORGEN KÖNNT

Sogenannte Breiauflagen bewähren sich, vor allem wenn sie warm aufgelegt werden, bei Verspannungen. Kartoffeln kannst du schnell und einfach besorgen – sie sind eine wunderbare Unterstützung, wenn ihr die verspannten Muskeln aufwärmen wollt und Entspannung sucht.

Kartoffelwickel

1. Dazu kochst du – je nach Größe des zu behandelnden Bereiches – einige Kartoffeln. 3–5 Stück von mittlerer Größe reichen erstmal für den Nacken.
2. Die gekochten Kartoffeln werden in ein Tuch gelegt, gestampft,
3. in mehrere Tücher oder Stoffwindeln eingeschlagen, sodass nichts herausfällt, und
4. auf die betroffene Stelle gelegt.

Vorsicht – Temperatur prüfen! Innen sind die Kartoffeln lange sehr heiß!

Die Auflage kann mit einem Schal oder Tüchern befestigt werden und bleibt, solange es angenehm ist.

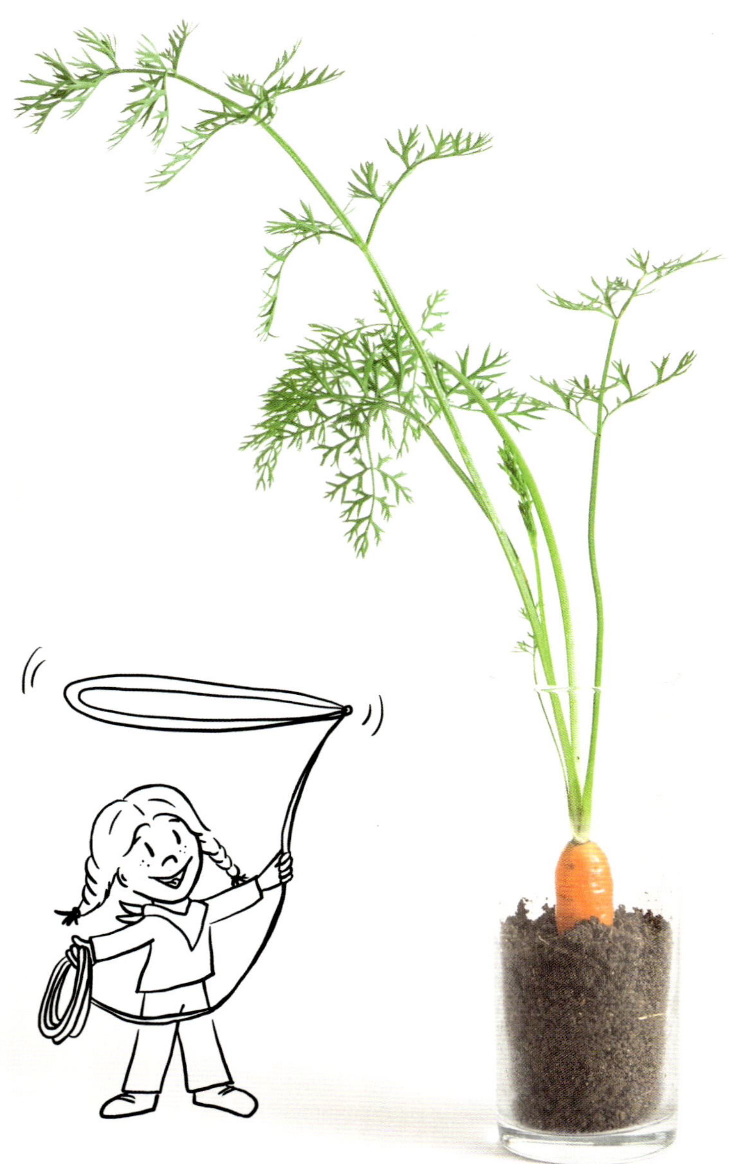

DER BAUCH

NEUE NAHRUNG UND ERFAHRUNGEN VERDAUEN

Wie eng unser Wohlbefinden mit unserer Verdauung verknüpft ist, merken wir, wenn diese aus dem Lot gerät. Aufregung – ob freudig oder angespannt – schlägt sich häufig in einer veränderten Verdauungstätigkeit nieder. Urlaubsreisen und Ausflüge bringen unsere gewohnten Abläufe aus den Fugen und folglich auch den Magen-Darm-Trakt aus dem Gleichgewicht.

Schenkt der Mitte des Körpers gezielt Aufmerksamkeit und respektiert die Grenzen und Zeichen, die euch die Verdauung aufzeigt.

REISEÜBELKEIT

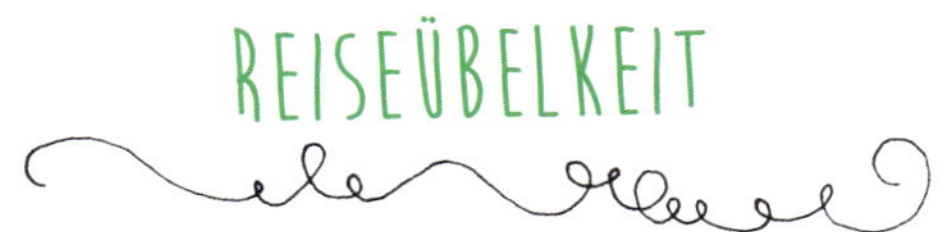

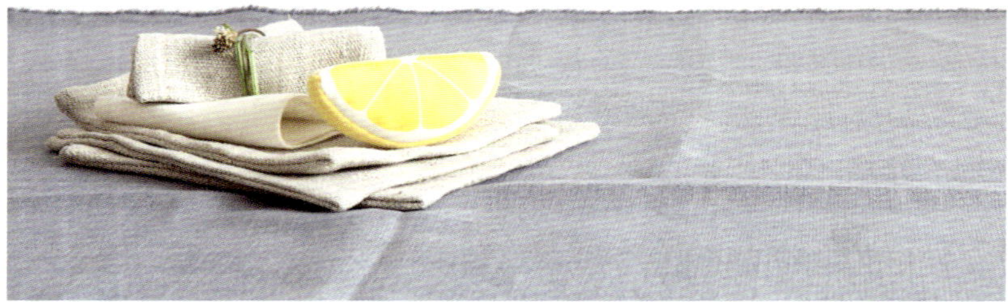

Die Fahrt in den Urlaub kann zum Abenteuer werden, wenn ein Familienmitglied unter Reiseübelkeit leidet. Die Symptome reichen von Schwindel über Kopfweh bis hin zu Übelkeit und Erbrechen. Verursacht werden sie durch widersprüchliche Signale, die an unser Gehirn gesendet werden. Unsere Sinne registrieren Bewegungen, während unsere Muskulatur meldet, dass unser Körper doch stillsitzt.

WAS IMMER KLAPPT

BLICK NACH VORNE UND ABLENKUNG AUF AUTOFAHRTEN

Bei Autofahrten verwirren wir unser Gehirn. Der Körper sitzt still, die Augen nehmen Bewegung wahr. Das Resultat: Übelkeit. Abhilfe schafft ihr, indem ihr den Blick durch das Frontfenster in die Ferne schweifen lasst. Keinesfalls durch das Seitenfenster hinausschauen. Das verwirrt das Gehirn zusätzlich!
Mit kleinen Spielchen den Blick nach vorne schmackhaft machen:

- Wer entdeckt weit entfernte Schilder auf der Autobahn als erstes? Oder kann sie sogar schon lesen?
- Das Kind am Fahrgeschehen teilnehmen lassen – so eine Autofahrt bietet viel Spannendes zu entdecken: Schilder, farbige Autos, Bilder auf LKWs.
- Interessiert dein Kind sich für Zahlen? Dann richtet den Blick nach vorne durch die Windschutzscheibe und zählt die Verkehrsschilder. Oder der kleine Beifahrer gibt die Geschwindigkeitsbegrenzungen an die Fahrerin weiter.

- Übrigens: Spielt dein Kind auf langen (langweiligen) Autofahrten am Handy oder betrachtet es Bilderbücher? Die Konzentration der Augen auf kleine Bilder, vor allem wenn sie sich bewegen, verschlechtert die Symptome leider. Besser auf Hörbücher ausweichen. So kann der Blick in die Ferne schweifen!

Stay positive

Angsterfüllte Gedanken und laut ausgesprochene Befürchtungen, wenn eine Reise naht, erhöhen die Aufregung und damit leider auch die Übelkeit. Denn unser Magen ist nicht nur Verdauungsorgan, sondern auch Seismograph für Aufregungen aller Art. Freudvolle, lustbetonte Reisevorbereitungen, rechtzeitiges Packen und stressfreie Abreise können helfen, Ruhe zu bewahren und die Übelkeit zu mindern.

FRISCHE LUFT

Bewusst und tief frische Luft atmen. Dazu die (Auto-)Fenster immer wieder öffnen. Stickige, warme Räume verschlechtern die Symptome, die Kunststoffgerüche in Auto oder Flugzeug sind ebenfalls Auslöser von Unwohlsein und Übelkeit. Wenn du **ätherische Öle** kennst und dabeihast, kannst du ein paar Tropfen Zitronen- oder Orangenöl auf einen Wattepad tropfen und vor der Reise in ein kleines Marmeladenglas einschließen. Bei Bedarf daran schnuppern. Große Kinder und Erwachsene können auch an Pfefferminzöl riechen. Für Kinder vor dem Schulalter wird dies nicht empfohlen.
Warme, beengende Kleidung kann ebenfalls zur Verschlechterung beitragen. Besser **luftige Kleidung** tragen und die Klimaanlage auf eine moderate Temperatur einstellen.

AKUPRESSUR UND SCHLAF

In der TCM wird dazu geraten, einen Akupressurpunkt an der Innenseite der Handgelenke zu halten: Er soll bei Übelkeit Abhilfe schaffen. Dazu mit einem Finger für einige Minuten die Innenseite der Handgelenke, etwa dort, wo man den Puls fühlen würde, halten und streicheln – so wie der kleine Patient es angenehm findet. Im Schlaf ist unser Gleichgewichtssinn weniger aktiv, daher hilft es vielen Betroffenen, die Reise schlafend zu verbringen. Vielleicht könnt ihr die Nacht oder die Zeit des Mittagsschlafes für die Reise nutzen?

ENTSPANNUNG

Stress und Anspannung – durch die Aufregung vor der Reise, durch Zeitdruck und Ängste – erhöhen die Neigung zur Reisekrankheit. Versucht eure Reise möglichst in Ruhe und mit ausreichend Vorbereitungszeit anzutreten. Unsere Kinder spüren die Aufregung der Eltern und sind meist ebenfalls freudig aufgeregt und ungeduldig. Macht den Weg zum Ziel und nehmt euch Zeit. So gelingt der Start entspannter. Immer wieder Pausen machen, denn sobald man nicht mehr fährt, auf festem Boden steht und sich aktiv bewegt, legen sich die Symptome der Reisekrankheit meist rasch. Kleine Turnstunde auf dem Rastplatz? Ja, bitte!

WAS DU EINPACKEN/VORBEREITEN KANNST

TEE UND GETRÄNKE

- Größere Kinder und Erwachsene können auf Reisen immer wieder schluckweise ein zuvor vorbereitetes **Ingwer-Zitronen-Wasser** trinken. Jüngere Kinder und alle, die Ingwer nicht leiden können, trinken besser Zitronenwasser oder kurz gezogenen **Pfefferminztee** oder greifen auf **Kamillentee** zurück – je nach Vorliebe. Beide lindern die Übelkeit und beruhigen den Magen. Auch **Melissentee** beruhigt den Bauch.
- Pfefferminze wirkt leicht kühlend – bei Reisen in warmen Fahrzeugen kann der Tee auch in ein Sprühfläschen gefüllt werden und die Haut kühlen!
- Spuckt dein **Säugling** häufig bei Autofahrten, könnten Kümmel-, Anis- oder Fencheltee helfen. Biete vor der Reise oder zwischendurch kleine Schlucke an. Du kennst die drei Gewürze vom Bäuchleinöl – sie wirken innerlich und äußerlich beruhigend auf die Verdauung.
- Wer keinen Tee mag, kann kleine Bissen **Kümmelbrot** kauen. Das beruhigt den Magen-Darm-Trakt ebenso wie etwa Aniskekse.

▷ Blähungen: S. 74

MAHLZEITEN VOR DER REISE

Kein schweres, deftiges, fettiges Essen vor einer Reise. Trockene Haferkekse oder Trockenobst werden meist gut vertragen und gerne gegessen. Ein leerer Magen kann ebenso für Unwohlsein sorgen.
Tipp für die Großen: Vor Reiseantritt auf Alkohol, Kaffee und schwer verdauliche Lebensmittel verzichten.

Vorsicht ist die Mutter der Porzellankiste

Ausreichend Säckchen, Küchentücher und Wechselkleidung mitbringen. Wenn deinem Kind übel wird und es erbrechen muss, spart dir die gute Vorbereitung und Ausstattung zusätzlichen Stress und Ärger.

DURCHFALL UND ERBRECHEN

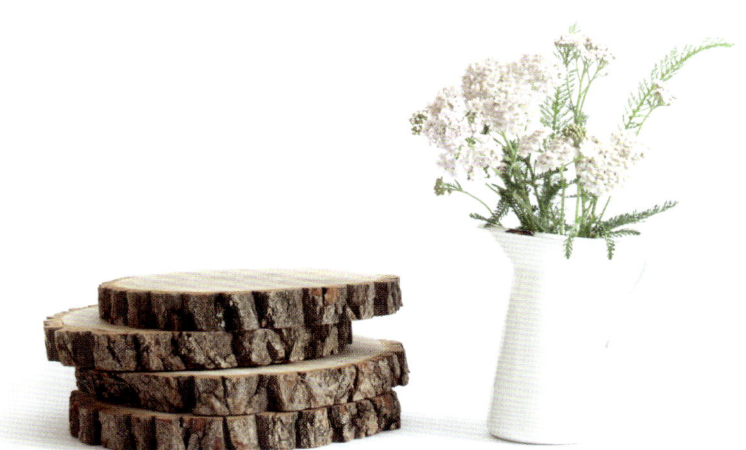

Durch Schmierinfektionen übertragene Magen-Darm-Infekte sind vor allem bei größeren Kindern ein leidiges Thema. Meist gehen solche Infekte in Kindergarten und Schule reihum. Es ist daher klug, schon kleinen Kindern eine sorgfältige Händehygiene anzugewöhnen. Ich bin keine Anhängerin übertriebener Hygiene, im Gegenteil – der Kontakt mit Sand, Matsch und Staub schadet deinem Kind sicher nicht. Doch leider werden Durchfallerreger häufig von Mensch zu Mensch übertragen: „fäkal-orale Übertragung" lautet hier das ekelhafte Stichwort. Wenn in der Familie jemand erkrankt ist, achte besonders aufs Händewaschen und vermeide die gemeinsame Verwendung von Handtüchern, Essbesteck und Gläsern. So kannst du die Ansteckungskette – zumindest in der Familie – unterbrechen.
Akut lässt sich meist nicht mit Bestimmtheit sagen, was den Brechdurchfall ausgelöst hat. Die Ursache ist auch nebensächlich, denn meist heilen diese Infektionen von selbst aus.

BEACHTE

Leidet dein Kind aber unter starken Bauchkrämpfen, hohem Fieber oder blutigem Stuhl, solltest du auf jeden Fall eure Ärztin konsultieren. Wenn die Erkrankung nicht nach ein bis zwei Tagen abklingt, muss untersucht werden, was der Auslöser ist.

WAS IMMER KLAPPT

TRINKEN

Um Austrocknung während des Brechdurchfalls zu verhindern, am besten immer wieder in winzigen Schlückchen Wasser trinken. Wenn dein Kind gar nichts bei sich behält: Versuch, die Temperatur zu verändern. Manche vertragen eiskaltes Wasser besser, andere lauwarmes. Testet, was der Körper behalten kann. Denn es ist unabdingbar, Getränke aufzunehmen.
Dein Kind will nicht essen? Verständlich. Lass die Nahrungskarenz zu.

WAS DU EINPACKEN KANNST

- **Schafgarbentee** hat sich vielfach bewährt, um die Verdauung bei leichten Infekten zu stabilisieren. Wenn bekannt ist, dass ihr zu Verdauungsproblemen im Urlaub neigt, besser ein paar bekannte Teekräuter einpacken.
- Reiseapotheke: Je nach Urlaubsziel kann es sinnvoll sein, eine kindgerechte **Elektrolytlösung** im Reisegepäck zu haben.
- **Wärme** lindert Bauchkrämpfe: Eine Wärmflasche oder ein Kirschkernkissen leisten gute Dienste. Ein Bauchwickel aus warmen Tüchern, eine ganz leichte Bauchmassage mit warmen Händen oder ein Fußbad können Wunder wirken.

▷ Bauchwickel: S. 71

VERTRAUTE NAHRUNG

Unbekannte Speisen, exotische Gewürze und neue Bakterienkulturen sind vor allem für Kinder eine Herausforderung und kommen ebenfalls als Auslöser für Unwohlsein in Frage. Für rohes Gemüse gilt: „peel it or leave it". Blattsalate, Eiswürfel ... so manche Erreger von Durchfallerkrankungen können mit achtsamer Nahrungswahl vermieden werden.
Im Urlaub schmecken selbst Zwieback und Salzstangen anders als zu Hause. Bring ein paar **bekannte Snacks** mit. Wenn wir krank sind, brauchen wir Geborgenheit und Vertrautes. Lieblingssnacks von zu Hause können den Bauch und die Nerven beruhigen.

WAS IHR SPONTAN BESORGEN KÖNNT

Obwohl Virusinfektionen in der Regel selbstlimitierend sind und nach etwa 1–2 Tagen abklingen, ist jede Unterstützung und Linderung des misslichen Zustandes willkommen. Aus den vielen verfügbaren Rezepten der Erfahrungsmedizin hier jene, deren Zutaten auch am entlegenen Urlaubsort meist leicht erhältlich sind:

GERIEBENER APFEL

Wenn dein Kind ein bisschen Appetit hat, kannst du geriebenen Apfel anbieten. Die im Apfel enthaltenen Pektine binden im Verdauungstrakt Flüssigkeit und Gifte und wirken leicht stopfend.

Geriebener Apfel

Zutaten:
- Apfel
- feine Küchenreibe

1. Reibe einen gewaschenen Apfel mit Schale zu feinem Brei.
2. Lass ihn eine Weile stehen, sodass er etwas braun wird.
3. Löffelweise essen, den Verdauungstrakt nicht zu schnell fordern.

KAROTTENSUPPE NACH MORO

Erreger, die zu Durchfall führen, wandern mit der Nahrung in den Darm. Dort versuchen sie, an der Darmwand anzudocken. Gelingt ihnen das, vermehren sie sich und schütten Gifte aus, die das Gewebe angreifen. Die Folge: Durchfall. Bei langem Kochen der Karotten entstehen Oligosaccharide. Diese ähneln den Rezeptoren im menschlichen Darm. Die Krankheitserreger docken statt an den Darmwänden an den Oligosacchariden an und werden mit ihnen ausgeschieden. Die Gifte werden auf diese Weise aus dem Körper befördert und der Durchfall klingt rascher ab.

Karottensuppe nach Moro

Zutaten:
- Karotten
- Wasser
- Salz
- Pürierstab oder Sieb zum Passieren

1. 0,5 kg Karotten schälen, schneiden und in einem Liter Salzwasser etwa eine Stunde lang auf kleiner Flamme kochen.
2. Die weichen Karotten pürieren.
3. Den entstandenen Brei mit Wasser aufgießen, um eine für euch angenehme Konsistenz zu erreichen.
4. Gegebenenfalls nachsalzen und nach Geschmack mit einem kleinen Stück Butter verfeinern.

Die Suppe könnt ihr sofort bei Beginn eines Durchfalls immer wieder löffelweise zu euch nehmen. Durch das regelmäßige Essen der Suppe wird dem Körper sowohl Flüssigkeit als auch Salz zugeführt.

Optimistische Gedanken – unser Körper ist superschlau!

Vertrauen und positive Gedanken können euch dabei unterstützen, rascher wieder zu Kräften zu kommen. Auch wenn man sich im Moment elend fühlt – erinnert euch daran: Der Körper ist sehr klug. Er erkennt Eindringlinge, die uns nichts Gutes wollen. Verdorbene Speisen oder Viren werden dann ganz schnell wieder ausgeschieden. Der Körper reinigt sich. Erzähle deinem Kind von der starken Selbstheilungskraft und Intelligenz des Körpers. Das gibt Vertrauen und lässt das große Elend leichter aushalten. Wenn Kinder krank sind, werden sie durch die körperlichen Vorgänge verunsichert. Wenn du für dein Kind da bist, ihm zur Seite stehst und erklärst, was im Körper passiert, vermittelst du ihm Sicherheit. Und eine liebevoll zubereitete Suppe kann dann nicht nur Heilmittel, sondern auch Ausdruck deiner Fürsorge und Zuwendung sein.

BEACHTE

Achte immer auf Anzeichen eines Flüssigkeitsmangels: Wenn dein Kind nur einen schwachen Saugreflex zeigt, apathisch und untypisch müde wirkt, wenn die Fontanelle einsinkt oder weniger als drei Windeln pro Tag nass gemacht werden, konsultiere deine Ärztin. Möglicherweise braucht dein Kind Unterstützung durch Flüssigkeitszufuhr.

HAUTPFLEGE BEI DURCHFALL

Häufiger Stuhl führt vor allem bei Wickelkindern, aber auch bei älteren Kindern zu Reizungen der Haut am Po und besonders rund um den After. Achtet in dieser Zeit besonders auf häufiges Windelwechseln und versucht, möglichst ohne viel Reibung, also besser mit fließendem Wasser als mit Toilettenpapier, den Po zu reinigen.

Ist die Haut bereits gerötet, helfen Hausmittel:

- **Schwarztee oder andere gerbstoffhaltige Tees** können zur Reinigung verwendet werden. Oder ihr betupft die Haut nach dem Saubermachen mit stark eingekochtem Tee, der lange gezogen hat. Die Gerbstoffe schützen die Haut und fördern die Regeneration. Setzt du zu Hause auf **Eichenrindensud**, so sollte er in eurer Reiseapotheke nicht fehlen. Er kann ebenso wie Tee direkt auf die Haut aufgetragen oder mit Badewasser vermengt werden, wenn ihr lieber ein Sitzbad macht.
- **Euer bekanntes Hautpflegeöl** oder auch Olivenöl aus dem Küchenschrank kann zum Reinigen von angetrocknetem Stuhl verwendet werden. Damit verminderst du die Reibung, die bei empfindlicher Haut zu Reizungen führt; gleichzeitig pflegt es die Haut.
- Weniger ist mehr – das gilt auch hier. Beim Baden und Reinigen auf Seifen und Badezusätze verzichten. Feuchttücher und Einwegwindeln enthalten Zusätze, die die angegriffene Haut weiter reizen können. Also besser nur mit Wasser reinigen – oder Tücher mit Öl und Wasser befeuchten und damit den Po saubermachen.

SCHÜTTELEMULSION ZUR HAUTPFLEGE
Allzeit bereit, um sowohl den Po zu reinigen und zu pflegen als auch im Notfall kleine Wunden zu versorgen: die Schüttelemulsion aus Pflanzenhydrolat und Auszugsöl.
Wasser-Öl-Mischungen kannst du in kleinen Fläschchen herstellen und stets in der Wickeltasche bei dir tragen. Bei Bedarf wird ein trockenes Reinigungstuch mit der Schüttelemulsion befeuchtet.

Schüttelemulsion

1. Hydrolat oder Wasser mit Öl etwa 3:1 mischen. Die Mischung liefert der Haut pflegende Inhaltsstoffe.
2. Zutaten in einem Gläschen mischen und verschlossen aufbewahren.
3. Vor der Anwendung verschütteln – fertig!

Zutaten:
- Rosenhydrolat oder Wasser
- Ringelblumen- oder Mandelöl

Sie braucht weder Haltbarmacher noch Emulgatoren, wenn du sie in kleinen Mengen immer wieder frisch zubereitest und vor der Anwendung schüttelst.

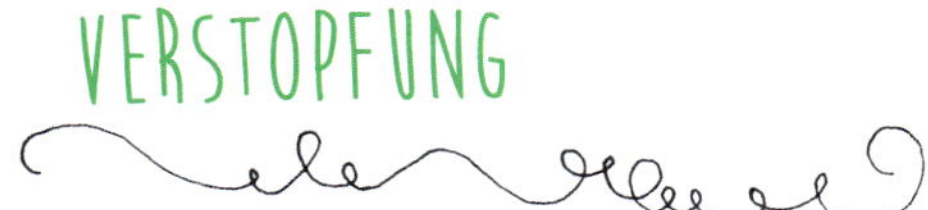

Verstopfung ist bei Kindern glücklicherweise eher selten ein Thema, bei Stillkindern gilt Stuhlgang mit bis zu zwei Wochen Abstand als normal. Auch Kleinkinder haben oft nur dreimal pro Woche Stuhl. Man spricht nicht von Verstopfung, wenn es dem Kind dabei gut geht. Im Urlaub, unterwegs oder bei unbekannter Umgebung und ungewohnter Kost kann es aber doch vorkommen, dass Stuhl sogar bewusst zurückgehalten und Verstopfung zum Thema wird.

WAS IMMER KLAPPT

- **Viel Bewegung, laufen, springen, toben ...** hilft dabei, die Verdauung anzuregen. Die ganz Kleinen werden getragen und passiv bewegt. Lass dein Kind frei spielen und laufen, vielleicht kommt so auch die Verdauung wieder in Bewegung.

- Ausreichend **trinken** nicht vergessen. Immer wieder zwischendurch Wasser anbieten.
- Im Urlaub locken oft fremde Speisen, viel Süßes und Eis. Die ungewohnte Kost und der vermehrte Zucker in der Nahrung können als Auslöser für die gestörte Verdauung infrage kommen. Für die Kleinen gilt daher: Auch unterwegs **möglichst bekannte Speisen** anbieten, besser ein Lunchpaket mit vertrauten, gut verträglichen Speisen von zu Hause mitbringen, wenn man einen empfindlichen Bauch hat.

Loslassen und vertrauen

Loslassen, auch wenn es bereits verdaut ist, fällt manchmal einfach schwer. Besonders in einer neuen Umgebung, mit der wir noch nicht vertraut sind, wo wir Unsicherheit empfinden. Auch wenn es ungewöhnlich klingt: Vielleicht macht ihr euch mit der Toilette eurer Urlaubsunterkunft mal vertraut. Spielt einfach mal am Boden des Badezimmers. Das Bad als freundlichen Ort kennenzulernen, in dem es nicht nur um „das eine" geht, kann Kindern dabei helfen, zu entspannen und somit auch loszulassen.

Gedankenmuster, die sich um die Problematik drehen, sind oft von Befürchtungen und Erwartungen geprägt. „Es wird doch nicht ..."; „In der Vergangenheit war es oft schwer, wie wird es diesmal mit dem großen Geschäft klappen?"

„Loslassen" ist dann auch für den Kopf der Eltern eine Aufgabe. Vertrau deinem Kind und seinem gesunden Körper, vertrau der Natur. Du leistest alle Beiträge, die du bezüglich Ernährung und der aktuellen Umstände leisten kannst. Dann darfst du dich jedoch fallenlassen und sicher sein, dass alles seinen Lauf nehmen wird.

WAS DU EINPACKEN KANNST

Habt ihr öfter mal Bauchweh-Themen, dann kommt das geliebte, verdauungsfördernde Bäuchlein-Öl unbedingt in die Reiseapotheke.

▷ Blähungen: S. 74

MASSAGE

Das passive Bewegen und sanfte Stimulieren der Verdauungsorgane durch die Bauchdecke hindurch lindert Blähungen und Verstopfung.
Jeder Körperkontakt hilft, Spannungen abzubauen. Eine Streichelmassage ist besonders schön, weil sie euch eine ruhige, gemeinsame Zeit einräumt. Bei Stauungen und Stillstand wird traditionell in die gewünschte Ausleitungsrichtung gestreichelt. Hab' keine Scheu davor – in der häuslichen Pflege braucht man keine therapeutische Ausbildung, denn wir Eltern spüren instinktiv, dass

der Bauch nach unten hin ausgestrichen werden will. Kreise rund um den Nabel und beende deine Kreise immer zu den Oberschenkeln hin.
Wenn du ein Bäuchlein-Öl mit Fenchel/Anis oder Kümmel dabeihast, eignet es sich bestens für eine verdauungsfördernde Massage. Ist spontan nichts anderes zur Hand, kannst du auch euer Baby-Hautöl verwenden, um den Bauch zu streicheln und für Entspannung zu sorgen.

BAUCHWICKEL

Warme Bauchwickel können die Wirkung einer Bauchmassage verstärken und im Anschluss daran angelegt werden. Sie unterstützen bei Verstopfungen und können Bauchkrämpfe lösen.

Bauchwickel

1. Der Bauch wird rund um den Nabel im Uhrzeigersinn mit Öl massiert und
2. dann mit einem gewärmten Baumwolltuch umwickelt. Dieses legst du zur Vorbereitung um eine Wärmflasche, bis du mit der Massage fertig bist und es um die Körpermitte deines Kindes wickeln kannst.
3. Anschließend wird das Tuch mit einem engen Body oder Unterhemd fixiert.

Variante: Ein Innentuch, ein Stofftaschentuch beispielsweise, könnte auch feucht-warm angelegt werden, indem es in warmes Wasser getaucht und anschließend sehr gut ausgedrückt wird. Die Feuchtigkeit leitet Wärme noch besser und unterstützt die Wirkung des warmen Wickels. Es wird dann wie oben beschrieben mit einem trockenen, warmen Tuch umwickelt.

BEACHTE

Wenn dein Kind starke Bauchschmerzen hat, solltest du deine Ärztin konsultieren.

WAS IHR SPONTAN BESORGEN KÖNNT

VIEL TRINKEN!

Leinsamen, eingeweicht und in den morgendlichen Frühstücksbrei gemischt, kann durch die darin enthaltenen Schleimstoffe und Öle den Stuhl aufweichen und wieder in Gang bringen. Wichtig: Kindern nur kleine Mengen in den Frühstücksbrei mischen und zusätzlich ausreichend Wasser anbieten.
Sauerkraut/Sauerkohl gilt traditionell als abführendes Hausmittel.

Traubensaft, Pflaumensaft, Feigenmus und eingeweichte Trockenpflaumen sind ebenfalls als abführende Hausmittel bekannt. Ihr Einsatz bei Kindern ist jedoch nur mit Vorsicht und unter sorgfältiger Beobachtung angeraten. **Naturjoghurt und Vollkornprodukte** sowie eine ballaststoffreiche Ernährung mit viel Gemüse werden ebenfalls oft empfohlen.
Wenn ihr neue Nahrungsmittel ausprobiert, startet unbedingt mit kleinen Mengen und nur, wenn sie deinem Kind auch schmecken.

BEACHTE

Überlieferte Hausmittelrezepte, die abführende Wirkung zeigen, sind traditionell unter Erwachsenen weitergegeben und verwendet worden. Die Verwendung bei Kindern ist nur mit Vorsicht und in achtsamer Dosierung angeraten. Sie sind hier unter Vorbehalt genannt. Es ist gut, wenn du sie an dir selbst bereits ausprobiert hast und die Wirkung einschätzen kannst!

Entspannen und sich fallen lassen

Eine leichte Verstopfung oder das Zurückhalten von Stuhl bei Kindern, die der ungewohnten Umgebung noch nicht genug vertrauen, um loslassen zu können, sind nicht umgehend Grund zur Sorge. Entspannung rund um das Thema – vielleicht sogar das Nichtbeachten der Unregelmäßigkeit für ein paar Tage – könnte dazu führen, dass dein Kind sich fallen lassen kann und alle körperlichen Rhythmen sich wieder einpendeln.

Ein bisschen nachhelfen kannst du auch mit Hausmitteln, an erster Stelle steht jedoch die Grundidee: keinen weiteren Druck ausüben und weg von möglicherweise rigiden Vorstellungen rund um das Thema Verdauung. Was regelmäßig stattfindet, gesund oder erwünscht ist, hat vielleicht unterwegs eine Pause. Solange kein Leidensdruck entsteht, brauchst du dir keinen zusätzlichen Druck zu machen. Diesen Druck könnt ihr nun gar nicht gebrauchen!

BLÄHUNGEN

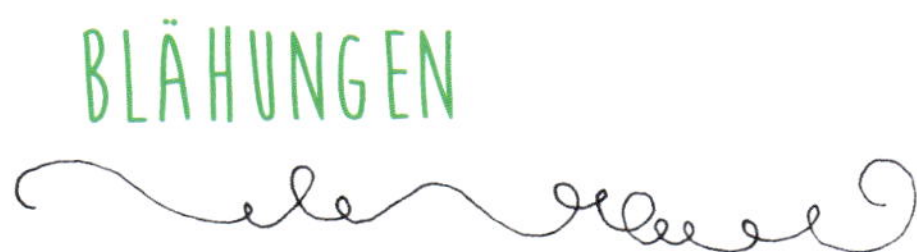

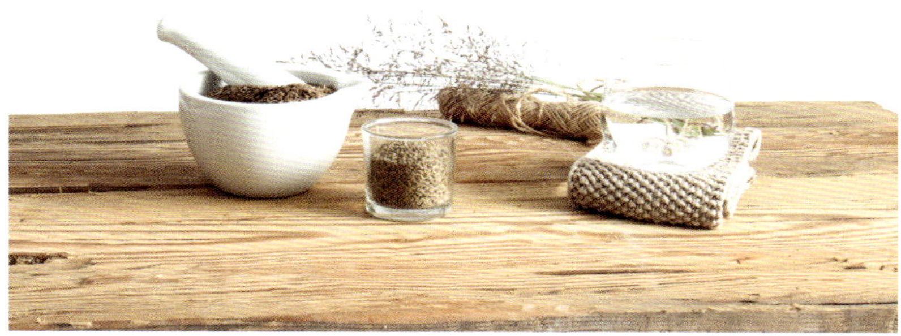

Die Verbindung zwischen unserem Bauch und stressenden Einflüssen wie fremden Lebensmitteln und exotischer Küche, Aufregung rund um die Reise und ein geänderter Tagesrhythmus können dazu führen, dass die Verdauung aus dem Lot gerät.

Blähungen und Bauchweh sind jedoch leider auch oft der ungewohnten Nahrung und den Ernährungs-„Ausnahmen" des Urlaubs geschuldet. Viel Zucker, Milchprodukte, Weißbrot, gekühlte Getränke und Eis sind keine „Bauchschmeichler" – locken uns aber im Urlaub und unterwegs ganz besonders.

Leidet ihr unter schmerzhaften Blähungen, achte besonders darauf, die gewohnten Ernährungspfade nicht allzu weit zu verlassen. Gönnt euch die leckeren „Ausnahmen" nur in Maßen.

WAS IMMER KLAPPT

Hier gibt es große Überschneidungen mit dem Thema Verstopfung. Dort findest du Anregungen, die auch bei Blähungen lindern und lösen können.

▷ Verstopfung: S. 69

Stress schlägt auf den Bauch

Stress ist nicht nur bei Erwachsenen ein häufiger Auslöser von Blähungen. Die Aufregung über einen Ausflug oder eine Urlaubsreise löst nicht selten Anspannung aus. Auch freudige Aufregung ist aufregend und sorgt für Stress. Du kannst den neuen Alltag und alle damit einhergehenden Veränderungen mit deinem Kind besprechen. So kann es sich rechtzeitig auf Neues einstellen. Vergiss nicht, positive Emotionen und Gedanken zu erwähnen! Neues zu entdecken, Urlaubseindrücke zu sammeln, sich auf Ungewohntes einzulassen kann aufregend sein – ist aber immer lohnend!

Hastig gegessene Mahlzeiten, unterwegs, im Stehen oder zwischendurch gesnackt – die Folge spüren wir leider oft auch im Bauch. Nehmt euch die Zeit, setzt euch hin, genießt jeden Bissen. Der Bauch wird es euch danken.

WAS DU EINPACKEN KANNST

Wenn du aus Erfahrung weißt, dass dein Kind häufig unter Blähungen leidet, bereite rechtzeitig – etwa 2 Wochen vor Urlaubsstart – ein Blähungsöl zu.

BÄUCHLEIN-ÖL

Ölmassagen tragen zur Entspannung bei. Besonders bei Kindern sind Berührung und wärmendes Händeauflegen lindernd. Unsere Hände sind die ältesten Werkzeuge in der Medizin. Berührung, noch dazu von lieben Elternhänden, lindert. Um noch Pflanzenkraft dazuzuholen, eignet sich das folgende Rezept besonders gut, denn die verwendeten Zutaten haben eine blähungswidrige, entkrampfende, Winde lösende Wirkung.

Bäuchlein-Öl

Zutaten:
- Gewürze: Fenchelsamen, Anis, Kümmel
- Mandelöl
- Marmeladeglas

1. Nimm eine kleine Handvoll Gewürze – dabei ist es egal, ob du alle drei oder nur eines oder zwei davon zur Verfügung hast. Auch die Gewichtsanteile können verschieden sein.
2. Zerstoße sie ein wenig und gib sie in das Marmeladeglas.
3. Füll dann genug Öl ein, um alle Samen gut zu bedecken.
4. Diese Mischung lässt du 2–3 Wochen ziehen; das Öl nimmt in dieser Zeit die Wirk- und Duftstoffe aus den Samen auf.
5. Seihe das Öl anschließend ab und füll es in ein frisches Glas. Fertig ist dein selbstgemachtes Bäuchlein-Öl!

Es ist empfehlenswert, nur kleine Mengen herzustellen, denn das Öl ist nicht unbegrenzt haltbar. 200 ml sollten für den Anfang reichen. Auf Reisen in kleine Fläschchen abfüllen, denn Hitze oder Sonne lassen euer Bäuchlein-Öl schneller verderben.

WAS IHR SPONTAN BESORGEN KÖNNT

Traditionelle Rezepte greifen bei Blähungen häufig auf Pflanzen zurück, die eine entblähende, entkrampfende Wirkung haben. In Drogerien, Apotheken und sogar im Supermarkt findest du bestimmt eine der Zutaten für lindernde Teezubereitungen. Biete immer wieder schluckweise Tee an, gerne auch besonders kreativ, damit dein Kind Freude am Teetrinken entdeckt. Wichtig ist: Es müssen keine Riesenmengen getrunken werden, die Kinder spüren, wann es genug ist.

TEE UND WASSER – HAUPTSACHE FLÜSSIG

Bereite für dein Kind eine Tasse Tee mit wahlweise:

- 1 Teelöffel **Fenchel, Anis oder Kümmel** – sortenrein oder eine Mischung aus den drei genannten – mit Wasser übergießen, ziehen lassen, abseihen und immer wieder davon trinken. Passt auch gut zu pikantem Gemüsebrei, falls dein Kind noch jünger ist.
- 1 Teelöffel **Kamille, Käsepappel oder Melisse** in ein Teesäckchen geben und kurz mit heißem Wasser übergießen, ziehen lassen, trinken.

Faustregel: Bei der Menge der Teekräuter ca. die Hälfte der Erwachsenendosierung nehmen.

Warme Getränke entspannen den Magen-Darm-Trakt, die in den genannten Kräutern und Früchten enthaltenen Pflanzenstoffe wirken zusätzlich entkrampfend und entspannend.

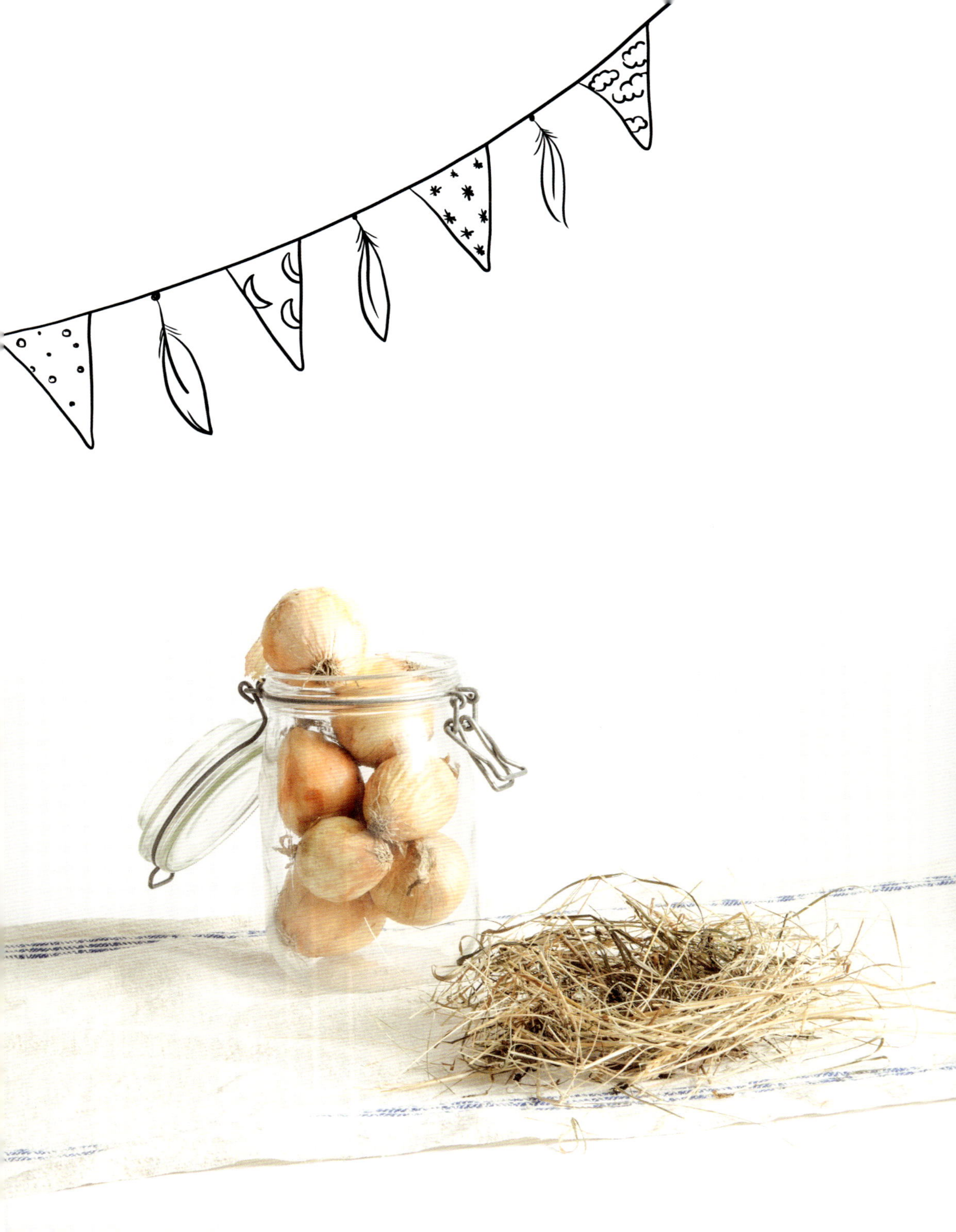

HATSCHI HATSCHI

ERKÄLTUNGEN MIT HAUSMITTELN BEGLEITEN

Husten, Schnupfen & Co. haben im Winter ihre Hochsaison, aber selbst im Sommerurlaub sind wir davor nicht gefeit. Klimaanlagen, Wind und nasse Badesachen, ewiges Planschen oder in schweißnasser Kleidung dem Wind ausgesetzt sein ... Der Volksmund kennt viele Ursachen für Erkältungen, die leider auch zur Unzeit auftauchen. Für die Auswahl an lindernden Hausmitteln ist es einerlei, woher der fiese Schnupfen kommt.

Glücklicherweise verlaufen Erkältungen bei Kindern meist unkompliziert. Die Krankheitszeichen sind jedoch immer lästig, und dann es ist schön, wenn Mama und Papa ihre Fürsorge zeigen und dem Thema Zeit widmen.

HUSTEN UND SCHNUPFEN

Das „Dreamteam" kommt meist gemeinsam zu Besuch! Wie schön, dass es Hausmittel gibt, um beide gleichzeitig erträglicher zu machen. Die folgenden Tipps und Rezepte kannst du bei Husten und Schnupfen sowie anderen Erkältungssymptomen einsetzen.
Schnupfen ist immer lästig, aber kein Anzeichen für schwerwiegende Erkrankungen. Liebevolle Fürsorge und ein paar Tage Geduld sind meist alles, was es braucht, um ihn gut zu überstehen.
Die beste Begleitung des Hustenkindes folgt dem Motto: weniger ist mehr. Denn diese Reinigungsfunktion schafft der Körper super alleine.

BEACHTE

Sind akute äußere Ursachen wie eingeatmete Fremdkörper ausgeschlossen, steht der Begleitung mit Hausmitteln nichts im Wege. Sollten hohes Fieber oder Schmerzen auftauchen, kontaktiere deine Ärztin!

WAS IMMER KLAPPT

Diese Ideen und Gedanken bewähren sich bei fast allen Erkältungssymptomen. Sie sind wie der Joker im Kartenspiel: vielseitig einsetzbar. Husten ist bei Kindern oft das hervorstechendste Symptom. Aber auch bei Schnupfen, Ohren- und Halsweh tun die folgenden Ideen gut.

RUF NACH RUHE

Manchmal brauchen wir eine Pause. Vergessen aber, sie uns rechtzeitig zu nehmen. Das passiert Groß und Klein. In Krippe, Kindergarten, Schule und Familienalltag herrscht oft großer Trubel. Und dann erst im Urlaub! Neues Zimmer, neues Bett, und draußen tausend aufregende Dinge, die es zu erforschen gilt! Um Erlebnisse und **Entwicklungsschritte** in Ruhe verarbeiten zu können, sorgt der kindliche Körper manchmal für kleine Pausen. Am einfachsten unterstützt du dein Kind, indem du diese Pause ermöglichst oder forcierst. Ein **Kuschelnest** auf der Couch einrichten, darüber plaudern, was dein Kind bewegt, kuscheln und ausruhen – mehr braucht es nicht, um sich besser zu fühlen.

So könnt ihr zur Ruhe kommen ...

Gelingt es deinem kränklichen Kind nur schwer, zur Ruhe kommen, biete ein Kartenspiel oder ein Puzzle an, das ihr gemeinsam spielen könnt. Ruhen heißt nicht schlafen – dazu kann man die kleinen Energiebündel oft schwerlich überreden. Ausruhen kann auch gemütliches Sitzen und Spielen bedeuten, oder ein Hörspiel vertreibt die Zeit.

OBERKÖRPER ERHÖHEN

Nächtliches Husten und eine verlegte Nase – wie fies! Tagsüber, bei aufrechtem oder erhöhtem Oberkörper, ist der Hustenreiz meist geringer, Schleim kann über den Rachen abfließen. Trag dein Kind im Tragetuch oder erhöhe das Betthaupt um wenige Zentimeter, etwa indem ein dünner Ordner oder ein Kissen unter die Matratze gelegt wird. Zwei Holzklötzchen unter dem Kopfteil des Kinderbettchens schaffen eine schiefe Ebene und sorgen für leichteres Durchatmen im Schlaf. Völlig ohne Nebenwirkungen ist diese Methode jedenfalls einen Versuch wert!

ERNÄHRUNG UND GETRÄNKE

Zu Beginn einer Erkältung ist Husten meist trocken. Der sogenannte Reizhusten ist – wie es medizinisch heißt – unproduktiv, besonders lästig beim Schlafen und im Liegen und sollte nach Möglichkeit in einen produktiven, also schleimigen Husten übergeführt werden. Dabei hilft es, viel zu trinken; auch unterschiedlichste Hausmittel und Tees verfolgen dieses Ziel. Zusätzlich kann die Nahrung unterstützen. Biete **Suppen** und **Kompotte** an. Der aufsteigende Dampf einer warmen Suppe löst auch in der verstopften Nase den festen Schleim, kreative Suppenangebote dürfen Einzug halten. Es muss auch nicht die vielzitierte Hühnersuppe sein.

ZUWENDUNG UND BERUHIGUNG

Die Nasenatmung wird durch Schnupfen stark behindert – das ist vor allem für die ganz Kleinen schwer auszuhalten. Einfühlsame Worte tun auch gut, wenn der Husten von deinem Kind als krampfartig, lästig und schmerzhaft empfunden wird. Das Anerkennen des misslichen Zustandes und die sanfte Linderung durch Hausmittel sind eine gute Kombination, um für Ruhe und Entspannung zu sorgen.

LUFTVERÄNDERUNG

Bedenke, dass die Veränderung eures Aufenthaltsortes Husten auslösen, aber auch bessern kann. Einfach ausprobieren! Ihr seid im Urlaub? Kühle Bergluft, salzhaltige Luft am Meer oder von Terpenen erfüllte Luft im Wald – eine Luftveränderung kann Husten beruhigen, da hilft nur Ausprobieren! Wenn dein Kind kein Fieber hat, kann ein Spaziergang nicht schaden.

SCHLEIMHAUT FEUCHT HALTEN

Hustenreiz wird oft durch trockene Schleimhäute verursacht. Klimaanlagen, Heizungsluft oder Luftzug durch Ventilatoren können den Husten verstärken. Jedes Husten und Räuspern verstärkt die Reizung der Schleimhaut – ein Teufelskreis. Abhilfe schafft: wiederholt die Schleimhäute befeuchten, und zwar mit kleinen Schlückchen Wasser, Tee oder auch durch das Lutschen von Bonbons, Honig oder einem Stück Schokolade.

NASENTROPFEN UND LUFTBEFEUCHTUNG

Bei Stillkindern ist das Eintropfen von **Muttermilch** die naheliegende Erste Hilfe, um festes Nasensekret aufzuweichen.

1. Muttermilch in deine hohle Hand ausstreifen
2. Mit deinem Finger oder einer Pipette einen Tropfen in ein Nasenloch deines Kindes eintropfen
3. Die Milch weicht feste Krusten und Sekret auf und führt entweder zum Niesen oder Abfließen des Sekretes über den Rachen.

▷ Reiseapotheke: S. 113

Kochsalzlösung bei festsitzendem Schnupfen: Isotone Kochsalzlösung aus deiner Reiseapotheke kann als Nasentropfen zum Aufweichen von festsitzendem Sekret verwendet werden. Mit einem Tropfen pro Seite aufweichen – keinesfalls beide Seiten gleichzeitig eintropfen, damit dein Kind nicht am Atmen gehindert wird!

BEACHTE

Du darfst ausschließlich isotone Kochsalzlösung verwenden. Selbst hergestelltes Salzwasser in anderem Mischverhältnis brennt und reizt Schleimhäute!

Isoton = einprozentige Lösung. Das heißt auf 500 ml Wasser kommen exakt 5 g Salz. Bei der Anwendung für Kinder empfiehlt sich der Kauf steriler, in kleinen Mengen abgepackter Kochsalzlösung, da sie einfach und hygienisch transportiert werden kann.

ANSTEIGENDES FUSSBAD

Dieses Fußbad ist angenehm wärmend bei allen Erkältungszeichen, wohlig und die Durchblutung anregend. Ihr braucht dazu nur eine kleine Wanne oder einen Kübel, die man meist auch im Urlaubsdomizil findet, sowie warmes Wasser.

Ansteigendes Fußbad

1. Stellt einen Eimer oder eine kleine Wanne in die Duschtasse oder Badewanne und nehmt Platz.
2. Die Wanne/den Eimer ungefähr knöchelhoch mit lauwarmem Wasser (ca. 36° C) befüllen und die Füße hineinstellen.
3. Nach und nach wärmeres/heißes Wasser zugießen, sodass die Temperatur und der Wasserpegel in der Wanne ansteigen.
4. Die Temperatur laufend kontrollieren! Nicht über 40–42 Grad gehen!
5. Badet für ungefähr 8–10 Minuten. In dieser Zeit lässt du Wasserpegel und Temperatur langsam ansteigen.
6. Zum Schluss sollten die Waden bis unters Knie von Wasser bedeckt sein.
7. Nach 10 Minuten wird das Fußbad beendet – Füße abtrocknen und Socken anziehen.
8. Wenn ihr Lust habt, dann könnt ihr auch noch warm eingekuschelt auf dem Sofa nachruhen – oder gleich ab ins Bett!

WARMES ARMBAD

Ebenso wie beim warmen oder ansteigenden Fußbad (oben) können die Arme deines Kindes bei Husten und Schnupfen warm gebadet werden. Der Effekt: Der Oberkörper wird stärker durchblutet und der Hustenreiz gestillt. Durch den aufsteigenden Dampf kann Schleim auch in der Nase gelöst werden.

Warmes Armbad

1. Ein Waschbecken habt ihr in jedem Hotelzimmer, zu Hause sowieso. Es wird mit lauwarmem Wasser gefüllt.
2. Die Hände und Arme bis zu den Ellenbogen eintauchen,
3. nach und nach warmes Wasser zufließen lassen.

Während der Anwendungszeit ein Shirt mit kurzen Ärmeln anziehen, damit der Oberkörper nicht auskühlt, während die Arme gebadet werden. Danach kurz ausruhen oder ruhig spielen. Auch abends vor dem Schlafengehen kann Hustenreiz auf diese Weise ganz sanft und super einfach gelindert werden.

FEUCHTE LUFT EINATMEN
Um die Schleimhäute zu befeuchten, deren Durchblutung zu erhöhen und den Schleim zu verflüssigen, könnt ihr die Raumluft befeuchten.

Feuchte Raumluft

1. Ungefähr 3 Liter Wasser (mit oder ohne Zusatz) in einem großen Kochtopf am Herd köcheln lassen.
2. Alternativ könnt ihr auch heißes Leitungswasser verwenden – im Hotel steht nicht immer ein Herd zur Verfügung.
3. Die feuchte Luft verteilt sich im Raum. Während ihr ein Schläfchen macht, spielt oder eurem Alltag nachgeht, könnt ihr ganz nebenbei die angereicherte Luft einatmen. Sich über den Topf zu beugen, birgt das Risiko, sich zu verbrühen, und ist außerdem nicht nötig.

Zutaten:

- Wasser, nach Bedarf versetzt mit: Salz, Thymian oder Zwiebel, getrocknetem Lavendel oder Holunder- bzw. Kamillenblüten
- eine Schale (Kochtopf, Kübel ... du findest bestimmt auch im Urlaub ein Gefäß)

DIE GANZ KLEINEN ...

... leiden bei Erkältungen besonders, weil die verlegten Atemwege das Trinken und Atmen erschweren. Sie können, während das Wasser am Herd köchelt, im Tragetuch oder in Mamas Arm liegen. So sind sie in aufrechter Position und die wohltuenden Dämpfe werden „im Vorbeigehen" eingeatmet. Einfach in der Küche aufhalten, während das Wasser am Herd steht.
Und die Extraportion Nähe und Wärme, die du deinem Kind beim Tragen schenkst, unterstützt das Gesundwerden sowieso.

Verbrühungsgefahr! Auf ausreichend Abstand zum heißen Topf achten. Direkt über dem aufsteigenden Dampf besteht auch Verbrühungsgefahr für die Schleimhäute. Für Kinder keine mentholhaltigen Zusätze verwenden.

BEACHTE

WAS DU EINPACKEN KANNST

Neigt dein Kind dazu, bei jeder Luftveränderung oder kleinsten Erkältung zu husten, solltet ihr euch darauf einstellen, die Zutaten für eure bewährten Hausmittel mit in den Urlaub nehmen sowie eure Reiseapotheke damit ergänzen.

▷ Reiseapotheke: S. 111

- **Ein Fläschchen Thymianöl oder Bienenwachsplatten** sind bewährte Hustenhelfer, die ihr vielleicht zu Hause schätzen gelernt habt und die wenig Platz im Reisegepäck einnehmen. Was du sonst noch für den Brustwickel brauchst, hast du ohnehin dabei: ein Unterhemd oder Schmusewindeln, und ein Halstuch oder ein Schal ist vielleicht auch mit im Gepäck. Handtücher oder Geschirrtücher für Brustauflagen können in eurer Urlaubsunterkunft bestimmt auch ausgeborgt werden.
- Die Nase will gut gepflegt sein, damit sie nicht wund und rot wird. Dazu eignet sich **Ringelblumensalbe** – sie ist super vielseitig, daher findest du sie auch in der Übersicht zur Reiseapotheke.
- Auch die **Schüttelemulsion** kann die Nase pflegen. Über **Taschentücher** gegossen, eignet sie sich hervorragend, um die Schnupfennase zu reinigen und gleichzeitig zu pflegen. Handelsübliche Feuchttücher sind zum Naseputzen nicht geeignet, die enthaltenen Duft- und Konservierungsstoffe können die strapazierte Haut zusätzlich reizen.

▷ Durchfall: S. 69

Atmen – ganz bewusst

Da Husten von den kleinen Patient:innen als sehr mühsam und lästig empfunden werden kann, solltet ihr nicht aufs Kuscheln und auf gute Worte vergessen. Erzähl deinem Kind von der großartigen Reinigungsfunktion unseres Körpers! Halte dir selber vor Augen, dass der Schleim raus muss und der Körper diese Funktion von selber beherrscht. Ohne unser Zutun werden wir wieder gesund gemacht.

Probiert Atemtechniken aus, die beruhigend wirken. Hier gibt es kein Patentrezept. Versucht beim Einatmen – ganz spielerisch – den Bauch ganz dick aufzublasen. Oder zählt die Ein- und Ausatemzüge. Vielleicht jene, die vergehen, ohne dass jemand hustet?

Größere Kinder probieren aus, ob eine Seite der Nase leichter durchlässig ist als die andere. Wechselatmung und spielerisches Probieren beruhigen und die Konzentration auf das Atmen lässt so manch andere Gedanken verblassen.

WAS IHR SPONTAN BESORGEN KÖNNT

WARME BRUSTAUFLAGE

Das Anwendungsmaterial wird angewärmt und mit einem gewärmten Baumwolltuch und einem engen Hemd um die Brust fixiert.

Warme Brustauflage

1. Bereite ein Baumwolltuch vor, das den Brustkorb deines Kindes bedecken kann. Alte Schmusewindeln oder Stoffreste aus Leinen oder Baumwolle können auch auf die passende Größe zurechtgeschnitten oder gefaltet werden.
2. Leg das Tuch auf eine Wärmequelle, wie z. B. eine Wärmflasche oder den Heizkörper, um es vorzuwärmen.
3. Zieh deinem Kind ein enges Unterhemd an – es wird bei der Anwendung zum Hals hochgeschoben und soll später die Brust wärmen.
4. **Öl** wird auf den gewärmten Stoff geträufelt. Es verläuft und verteilt sich durch die Wärme von selbst.
5. Hast du **Bienenwachsplatten oder Kohlblätter** zur Hand, erwärme sie ebenfalls und lege sie auf das warme Tuch.
6. **Kartoffelwickel**, wie bei Hexenschuss beschrieben, können ebenfalls auf die Brust aufgelegt werden, wenn der kleine Patient nach Wärme verlangt.
7. Die Auflage legt ihr auf Brust und/oder Rücken, je nachdem, wie es angenehm und in der gewählten (Schlaf-)Position passend ist.
8. Anschließend wird der Body oder das Unterhemd darüber gezogen, um die warme Auflage zu fixieren.

Infrage kommen folgende Zutaten:

- warme Kohlblätter
- gekochte Kartoffeln
- angewärmte Bienenwachsplatten
- ein mit Öl getränktes Tuch

Manches hast du dabei, den Rest kann man in jedem Supermarkt besorgen.

▷ Rezept bei Verspannung/Hexenschuss: S. 59

Super, wenn ihr mit etwas Heilwolle, einem Wolltuch oder mit einem warmen Pulli drüber ausruhen könnt: im Bett bleiben, kuscheln und mit der Auflage schlafen legen.

BEACHTE

Wärmende Auflagen können schon bei Säuglingen ab etwa 8 Monaten angewendet werden. Von festen, großflächigen, wärmenden Wickeln, die den Oberkörper ganz umschließen, sieht man ab, bis die Kinder ihren ersten Geburtstag gefeiert haben.

ALTERNATIVREZEPT:
WARME, LÖSENDE ÖL-MASSAGE AUF BRUST UND RÜCKEN

Findet ihr eine Auflage unangenehm oder wird sie abgelehnt, könnt ihr auf eine Ölmassage ausweichen:

- Warmes Öl wird auf Brust und Rücken verstrichen und ein schützendes Unterhemd übergezogen.
- Wenn gewünscht, könnt ihr nach der Massage den Brustkorb mit warmen Tüchern wärmen. Das lässt auch den wildesten Hustenlöwen schnurren.

TEE

Wenn warme Getränke wohlig und angenehm sind: Tee trinken! Das muss auch kein Kräutertee sein.
Die befeuchtende Wirkung von Dampf, die durchblutungsfördernde Wirkung eines warmen Getränks – eine Wohltat für den kratzigen Hustenhals. **Zwiebeltee**, also der Absud von kurz ausgekochten Zwiebelstückchen, ist eine super Alternative, wenn der Hustensaft zu süß ist oder keine Teezutaten im Haus sind.

KRÄUTERTIPP

Vielleicht gibt zu Hause oder im Urlaub auf der Alm eine nahegelegene Wiese sogar ein paar Blätter **Spitzwegerich** her? Oder ihr habt beim Wandern in den Bergen **Quendel** gefunden? Ihr urlaubt im Süden? Macht euch auf die Suche nach ein paar **Thymianzweigen** oder wildem Majoran.
Faszinierend, wie nahe Hausmittel manchmal liegen! Ab damit in die Teetasse! Wenn du **Fenchel** dabeihast, um Bauchweh zu begleiten, dann können diese Früchte als Erkältungstee zubereitet werden. Pflanzen sind Vielstoffgemische, ihre Inhaltsstoffe werden in der Naturheilkunde selten nur für ein Beschwerdebild empfohlen. Um den Schleim zu verflüssigen, kann also eine Tasse Fencheltee über den Tag verteilt getrunken werden.

ZWIEBEL – EIN TAUSENDSASSA BEI ALLEN ERKÄLTUNGEN

Die durch das Schneiden der Zwiebel freigesetzten Inhaltsstoffe verteilen sich in der Raumluft und dringen, je nach Anwendung, über die Haut oder die Atmung in den Körper ein. So sorgen sie dafür, dass die Schleimhäute abschwellen, das Sekret sich verflüssigt und die Nase frei wird.

Fantasie

Ein bisschen Fantasie und eine fröhliche Geschichte erhöhen die Bereitschaft deines Kindes, neue Anwendungen auszuprobieren. Vielleicht kämpfen kleine Zwiebel-Ritter gegen Husten, oder Zwiebel-Zauberer lassen den Schnupfen verschwinden?

ZWIEBEL-SÄCKCHEN FÜR DIE RAUMLUFT

Unschlagbar einfach, immer und überall machbar, bringt auch den kleinsten Schnupfennasen Erleichterung! Bei allen Erkältungssymptomen, egal ob große oder kleine Familienmitglieder betroffen sind, können die mit Zwiebel gefüllten Beutel zum Einsatz kommen. Denn von der **antibakteriellen, antiviralen und reinigenden Wirkung** der Zwiebel kann man nie genug bekommen!

Zwiebelsäckchen

Zutaten:

- Baumwollbeutel wie z. B. eine Socke, Waschhandschuh oder gefaltetes Tuch
- Zwiebel

1. Eine rohe Zwiebel kleinschneiden und in einen Waschhandschuh oder in eine Socke füllen.
2. Den gefüllten Beutel mit einem Gummiband verschließen, leicht drücken und eventuell ein bisschen wärmen, sodass mehr Zwiebelduft in die Raumluft entweicht.
3. Häng das Säckchen in sicherer Entfernung zum Kopf des Kindes im Raum auf.

Bei kleinen Kindern ist das Verflüssigen von Schnupfensekret besonders hilfreich, weil sie es noch nicht schaffen, den Schleim zu bewegen. Das heißt: Weder hochziehen noch ausschnäuzen klappt verlässlich. Verflüssigt sich der festsitzende Schnupfen mithilfe der Zwiebel, kann er ganz von allein über den Rachen abfließen.

ZWIEBELSOCKEN …

▷ Zwiebelsocken: S. 90

… können bei allen Erkältungssymptomen angezogen werden.

OHRENSCHMERZEN

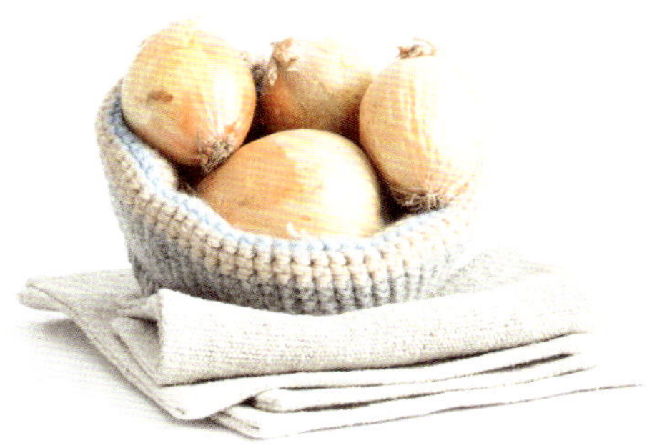

Klagt dein Kind über Schmerzen im Ohr, bietet die Erfahrungsmedizin viele Möglichkeiten zur Unterstützung. Meist beeinträchtigen diese fiesen Schmerzen das Allgemeinbefinden sehr. Ohrenschmerzen entstehen oft durch starken, festsitzenden Schnupfen; der Druck von innen kann sehr unangenehm sein. Im Sommer kommt auch der Poolbesuch als Auslöser infrage. Sowohl die Ursachen als auch die Intensität des Schmerzes können sehr unterschiedlich sein – Hausmittel könnt ihr immer ausprobieren.

WAS IMMER KLAPPT

WÄRME SCHENKEN

Die ersten Maßnahmen, wenn dein Kind über Druck und Schmerzen im Ohr klagt, sind: Wärme durch Mamahände, Kirschkernkissen, Rotlichtlampe, Kuscheln oder ein warmes Tuch, das um den Kopf gelegt wird.

SCHMERZEN LINDERN

Wenn dein Kind über plötzlich auftretende, sehr starke Schmerzen klagt, solltest du an die Gabe eines Schmerzmittels denken – du hast bestimmt eins in eure Reiseapotheke gepackt. Auch wenn du keine Freundin von vorschnellen Medikamentengaben bist. So lässt sich die Zeit bis zu einer Abklärung durch eure Ärztin überstehen. Natürlich kannst du deinem Kind begleitend Hausmittel anbieten.

▷ Reiseapotheke: S. 114

▷ Husten/Schnupfen: S. 81

DAS ANSTEIGENDE FUSSBAD …

… kann auch bei Ohrenschmerzen Erleichterung bringen! Die Anleitung findest du weiter vorne.

Zeit überbrücken, optimistisch bleiben

Wenn unsere Kleinen leiden, erscheint die Zeit, bis das Schmerzmittel wirkt, wie eine Ewigkeit. Das vorsichtige Auflegen warmer Hände, Tragen, Trösten sowie ein warmes Kirschkernkissen und viel gutes Zureden helfen, die Zeit zu überbrücken. Such optimistische und positive Worte und Geschichten, um deinem Kind die Zeit bis zur Erleichterung freundlicher zu gestalten. Halte dir selbst vor Augen, dass die überwiegende Mehrheit der Ohrenschmerzen bei Kindern ohne Komplikationen vorübergeht. Unsere Ohren sind besonders schmerzempfindlich. Dein Kind ist aber robuster als du denkst. Gemeinsam steht ihr auch diese Situation durch, und irgendwann ist sie eine Anekdote, die ihr euch erzählt.

BEACHTE

Bei Kindern über zwei Jahren, wenn nur ein Ohr weh tut, wenn kein Fieber vorhanden ist, wenn das Schmerzmittel gut anschlägt, aus dem Ohr keine Flüssigkeit fließt und – selbstverständlich – wenn sich dein Kind ansonsten in einem guten Allgemeinzustand befindet, kannst du bei häuslicher Pflege abwarten. Oft reicht die Schmerzbekämpfung, gepaart mit einem Hausmittel, und bald ist es wieder gut, denn die Selbstheilungskräfte des Kinderkörpers werden mit leichten Entzündungen oft selbst fertig.

Bestehen Zweifel oder hat dein Kind über mehrere Tage immer wieder **Schmerzen** und auch **Fieber** oder läuft **Flüssigkeit** aus dem Ohr, **lass dein Kind von eurer Ärztin untersuchen.**

WAS DU EINPACKEN KANNST

Empfindliche Kinder, die wiederholt zu Ohrenschmerzen neigen, können bei kühlem Wetter oder Wind Stirnband oder Ohrenschützer tragen. Hat dein Kind das wohlig-warme Gefühl erst schätzen gelernt, wird es vielleicht sogar von sich aus danach fragen.

- Lehnt sie oder er eine Kopfbedeckung vehement ab, biete einen kleinen Bausch Heilwolle an, der außen am Ohr in die Ohrmuschel eingelegt werden kann. Es ist nicht nötig, die Wolle fest in den Gehörgang zu drücken.
- Wenn **Lavendelöl** in der Reiseapotheke ist, kann auf den Watte- oder Heilwollebausch ein Tropfen dieses ätherischen Öls aufgetropft werden. Die entzündungshemmende Wirkung des Lavendels kann hier lokal wirken.

- Hast du **Johanniskrautöl** oder **Engelwurzbalsam** in deiner Reiseapotheke, könntet ihr es außen, hinter und rund um das Ohr verstreichen.
- Wenn Ohrenschmerzen ein wiederkehrendes Thema sind, pack für eine **Flugreise** auch abschwellende Nasentropfen ein.
- Eure Reiseapotheke beinhaltet auch ein **Schmerzmittel**, die Gabe kann bei intensiven Schmerzen nötig sein. Berate dich vorab mit Ärztin und Apothekerin.

▷ Reiseapotheke: S. 115

WAS IHR SPONTAN BESORGEN KÖNNT

Über die vielseitige Wirkung der **Zwiebel** findest du bei Husten und Schnupfen einige Infos. Auch bei Ohrenschmerzen sind sie eine wertvolle Hilfe.

▷ Husten/Schnupfen: S. 86

WARME ZWIEBELOHRPÄCKCHEN

Durch die zugeführte Wärme setzt die geschnittene Zwiebel flüchtige Schwefelverbindungen frei – sie können bis in das Mittelohr vordringen. Die keimhemmende, schmerzlindernde Wirkung, gepaart mit wohliger Wärme durch ein Traubenkernkissen oder Mamas Hand, lindert Schmerzen schnell!

Zwiebelohrpäckchen

Zutaten:
- Zwiebel
- Watte
- Taschentuch oder Socke
- evtl. Lavendelöl

1. Eine ungefähr halbzentimeterdicke, rohe Zwiebelscheibe oder eine halbe Knoblauchzehe vorbereiten und anwärmen, indem du sie kurz auf die Heizung oder eine heiße Wärmflasche legst.
2. Die Hälften eines großen Watte- oder Abschminkpads auseinanderziehen.
3. Die gewärmte Zwiebelscheibe in die Mitte einlegen, die Ränder wieder aneinanderdrücken. Alternativ die Zwiebel in ein Taschentuch einschlagen oder in eine kleine Socke stecken.
4. Das Päckchen außen an das betroffene Ohr legen, eventuell etwas wärmende Heilwolle dazugeben.
5. Mit Mütze oder Stirnband fixieren.

Option: Wenn ihr mögt, könnt ihr 1 Tropfen ätherisches Lavendelöl auf das Ohrpäckchen tropfen – es unterstützt die Anwendung und wird ihren Geruch sympathischer machen.

▷ Lavendelöl: S. 115

ZWIEBELSOCKEN
Eine wunderbar **kindgerechte Möglichkeit**, um die Inhaltsstoffe der Zwiebel in den Körper zu holen – ohne dass die Augen brennen.

Zwiebelsocken

Zutaten:
- Zwiebel
- Socken
- warme Hausschuhe
- Wärmflasche

1. Die Zwiebel schälen, in ca. 1 cm breite Ringe schneiden, Socken und Wärmflasche vorbereiten.
2. Die Scheiben leicht wärmen, z. B. indem du sie auf die Wärmflasche legst.
3. Die Scheiben auf die Fußsohlen legen und mit
4. dünnen Socken fixieren.
5. Abschließend sollten noch warme Wollsocken oder Hausschuhe darüber, um den Fußsohlenwickel zu wärmen.
6. Dein Kind sollte während der Anwendung ruhen, gern mit einer Wärmflasche an den Füßen auf dem Sofa. Das Wickelpaket soll warm bleiben.

Ganz prima wäre es, wenn der Wickel **etwa 1 Stunde** an der Haut bliebe – er kann aber jederzeit früher abgenommen werden.

Für Babys und wenn empfindliche Haut Zwiebelsocken nicht so gerne mag: Du kannst die gut gewärmten Füßchen auch mit dem Saft einer aufgeschnittenen Zwiebel einreiben. Danach Socken anziehen und den Saft einziehen lassen. So kann man diese Anwendung ab einem Alter von 6–8 Monaten machen. Bei kleinen Kindern verstärkt darauf achten, ob die Füße warm sind. Eine Alternative sind Salzsocken.

▷ Harnwegsinfekt: S. 97

Nachts ist alles schlimmer

„Überfallen“ euch die Ohrenschmerzen nachts, so bedenke, dass durch die Zusammensetzung der Hormone zur Schlafenszeit alles schlimmer wirkt und stärker schmerzt als am Tag.

Die Glückshormone werden vom Körper nachts gedrosselt und das Schlafhormon Melatonin sorgt durch die natürliche, höhere Konzentration in der Nacht für schlechte Laune, Empfindsamkeit und Ängstlichkeit. Bei Kindern und den begleitenden Erwachsenen.

Schon wenn du dir die Tatsache bewusstgemacht hast, dass nachts nun mal alles „böser“ erscheint als bei Tageslicht, kannst du besonnener auf die Schmerzäußerungen deines Kindes reagieren.

Mach dir die Sach- und die Hormonlage bewusst.

Beim Versuch, die Gedanken zu ordnen und ruhig zu bleiben, hilft **Oxytocin**. Kuschelt euch Haut an Haut aneinander. Wenn ihr aber das Gefühl habt, es tut euch gut, den Schlaf zu unterbrechen, euch aus der Situation „aufzuwecken“ – geht dem nach. Setzt euch auf den Schaukelstuhl oder die Couch. Mach ein bisschen Licht. Dann erscheinen die Welt und das Kranksein gleich nicht mehr ganz so bedrohlich. Gerade wenn Kinder krank sind, spüren sie sehr sensibel die Energie rund um sich.

Sorgenvolle Gedanken, ob ausgesprochen oder nicht, lassen das Unwohlsein viel dramatischer erscheinen.

Habt ihr die Nacht überstanden und der Morgen bricht an, dann kannst du **die Situation bei Tageslicht, mit Serotonin im Blut und nach einer Tasse Kaffee, neu bewerten**. Ist der Hals gerötet? Bestehen die Schmerzen weiterhin? Was können wir selber tun? Welche Hausmittel stehen zur Verfügung? Willst du deine Kinderärztin anrufen?

Du wirst sehen, bei Tage ordnen sich die Gedanken fast von allein.

HALSSCHMERZEN

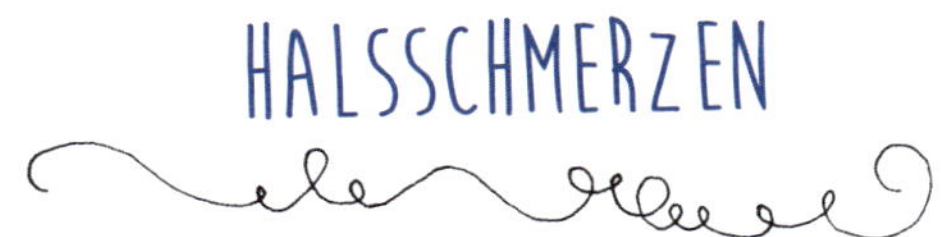

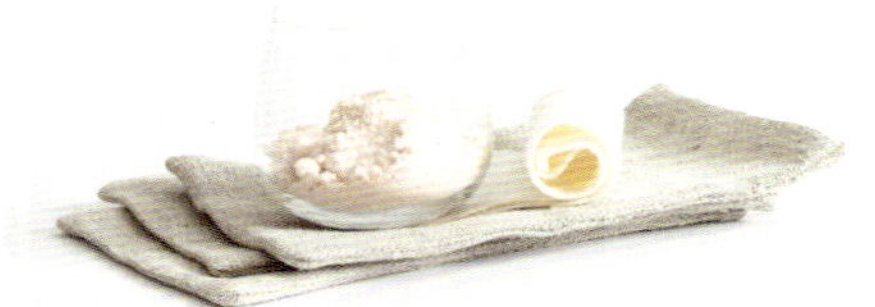

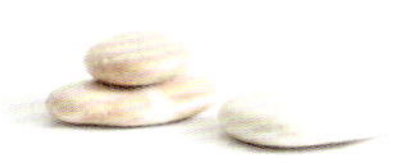

Das Schlucken tut weh, nichts mag mehr schmecken. Dein Kind zeigt deutlich, dass es sich unwohl fühlt. Alles deutet auf Halsschmerzen hin. Bis du abklären lassen kannst, was die Ursache ist und was ihr weiter tun könnt, unterstützt du dein Kind mit einfachen Hilfestellungen und Hausmitteln. Glücklicherweise ist es nicht immer gleich eine ausgewachsene Halsentzündung, oft sind nur die Schleimhäute während einer Erkältung trocken, kratzig und schmerzhaft. Dann sieht die Welt am nächsten Tag gleich wieder freundlicher aus und Hausmittel bringen die gewünschte Erleichterung.

WAS IMMER KLAPPT

- Rasche Erleichterung bei Hals- oder Rachenschmerzen, deren Ursache meist zu Beginn noch ungeklärt ist, bringen **kühle Getränke und gerbstoffhaltige Tees**. Etwa Salbeitee, als Getränk in kleinen Mengen oder zum wiederholten Gurgeln.
- **Salzwasser**, zum Gurgeln und zum Spülen, bringt Beruhigung und Befeuchtung für gereizte Schleimhäute. Löse etwa einen halben Teelöffel Salz in einem Glas Wasser. Das Salzwasser darf keinesfalls geschluckt werden! Nur anwenden, wenn dein Kind verlässlich gurgeln und ausspucken kann!
- **Bonbons zu lutschen**, erfüllt ebenfalls den Zweck der Befeuchtung und Beruhigung der Schleimhäute. **Eibischbonbons** etwa enthalten Schleimstoffe, die gereizte Schleimhäute abheilen lassen und das Halskratzen lindern. Es muss nicht unbedingt ein Kräuter-Halsbonbon sein. Was auch

immer ihr mit dabeihabt: Schokolade, Honig oder ein Kaugummi können schon erste Erleichterung bringen, da sie die Speichelproduktion anregen und befeuchten.

- **Vermeide** scharfe, reizende Speisen und säurehaltige Getränke wie Orangensaft. Sie können zusätzlich brennen.
- Das Ansteigende Fußbad kann auch bei Halsschmerzen Erleichterung bringen!

▷ Ansteigendes Fußbad: S. 81

BEACHTE

Sollest du unsicher sein, halte Rücksprache mit eurer Ärztin und lass zur Sicherheit Hals und Rachen durchchecken.

WAS DU EINPACKEN KANNST

WICKEL

Tücher für Wickel hast du bestimmt dabei. Mit Wasser befeuchtet, ergeben sie einen fix-fertigen Halswickel, der immer und überall eingesetzt werden kann. Alle weiteren Zutaten für Halswickel lassen sich rasch besorgen oder improvisieren. Weiter unten erfährst du, welche Zutaten du spontan einkaufen kannst.

TEE

Setzt ihr zu Hause stets auf Tee, wenn Halsschmerzen auftauchen, nimm eine kleine Auswahl mit in den Urlaub.
Teemischungen können einfach in Teesäckchen abgefüllt und in verschließbaren Beuteln mitgenommen werden.

EIS

Bei gerötetem, angeschwollenem Rachen oder Hals schätzen viele Kinder Eislutscher sehr. Die könnt ihr im Urlaub an jeder Ecke kaufen. Um dem Zuckerwahnsinn zu entgehen, könnt ihr Eislutscher aus püriertem Obst, Saft oder am besten aus Kräutertee auch selbst zubereiten.

KRÄUTERTIPP

Eis kann auch aus Tee gemacht werden! Geeignet sind einerseits schleimstoffhaltige Teedrogen wie Eibisch oder aber gerbstoffhaltige Pflanzen wie Salbei.

- **Eibischwurzel** wird kalt angesetzt und aufgekocht, der abgekühlte Tee wird in Eislutscher gefüllt. Nach Geschmack Sirup zugeben, einfrieren und dann nach Bedarf lutschen.
- **Salbeitee** sollten kleine Kinder nur in kleinen Mengen trinken oder als Eis essen. Leicht gezogenen Tee mit Saft oder Sirup und Wasser verdünnen, einfrieren und nach Bedarf lutschen.

WAS IHR SPONTAN BESORGEN KÖNNT

WARME HALSWICKEL

Wickel erhöhen die Durchblutung in der betroffenen Region, der Stoffwechsel wird angekurbelt, die von euch gewählten Zusätze werden über Haut und Atmung aufgenommen und lindern die Symptome der Erkältung.
Der Hals ist äußerst temperaturempfindlich. Temperatur daher immer sorgfältig prüfen! Leg passende Tücher, einen Schal oder eine Baumwollwindel bereit, damit der Wickel am Hals befestigt werden kann.
Als Zusätze für lindernde Halswickel kommen verschiedene Zutaten infrage. Manches hast du vielleicht dabei oder es ist, wie Wasser, ohnehin allgegenwärtig. Andere Zutaten kann man im Supermarkt besorgen oder im Urlaub im Süden vielleicht sogar pflücken. Die Zitrone, die hier in möglichst unbehandelter Form zum Einsatz kommen kann, hat eine lange Tradition als Ersthelferin bei Erkältungen.

Halswickel

Zutaten:

- ein mit lauwarmem Wasser getränktes Tuch oder
- ein mit lauwarmem Salzwasser getränktes Tuch oder
- ein mit Zitronenwasser getränktes Tuch (Saft einer halben, naturbelassenen Zitrone)
- alternativ: gedämpfte Kartoffeln
- Baumwolltücher und Schal oder Halstuch zum Fixieren

1. Bereite ein kleines, saugfähiges Tuch vor; es sollte nur die Vorderseite des Halses bedecken. Alte Schmusewindeln oder Stofftaschentücher können auf die passende Größe zurechtgeschnitten oder gefaltet werden. Unterwegs klappt auch ein Taschentuch oder Küchenpapier als Innentuch für euren Halswickel.
2. Tränke das Tuch in **lauwarmem Wasser**; du kannst wahlweise **Zitronensaft** oder einen halben Teelöffel **Salz** zusetzen und einrühren.
3. Das Tuch eintauchen, ausdrücken und feucht an die **Vorderseite des Halses** legen, etwa von Ohr zu Ohr.
4. Danach **zügig** mit einem trockenen Tuch umwickeln.
5. In den 30–60 Minuten Anwendungszeit solltet ihr für ein bisschen Ruhe sorgen.

▷ Rezept bei Vespannung/Hexenschuss und Husten: S. 58f.

Wenn du **Kartoffeln** als Wickelzutat verwendest, achte darauf, die Kartoffeln nach dem Zerdrücken auskühlen zu lassen. Sie bleiben innen lange heiß und die Verbrennungsgefahr ist am empfindlichen Hals groß. Falte sie in ein Tuch und leg sie, wie oben beschrieben, an die Vorderseite des Halses.

KÜHLER WICKEL

Fühlt sich der Hals geschwollen und gestaut an und sind auch die Lymphknoten empfindlich, könnte dein Kind kühle Halswickel vorziehen. Frag nach!

Kühler Wickel

1. Ein in kühles Wasser getränktes Tuch, das eng um den Hals gelegt wird, kann lindern. Alternativ kann auch Topfen in ein Tuch gestrichen und an den Hals gelegt werden.
2. Außen wird ein trockenes Tuch um den Wickel gelegt. Mit einem Schal fixieren.
3. Der Wickel verbleibt für wenige Minuten, um Hitze zu entziehen.

Folge der Anleitung oben (warmer Halswickel) – wesentlichster Unterschied ist die Temperatur des Zusatzes.

Zutaten:

- ein mit kühlem Wasser getränktes Tuch oder
- ein mit kühlem Salzwasser getränktes Tuch oder
- ein mit kühlem Zitronenwasser getränktes Tuch (Saft einer halben, naturbelassenen Zitrone) alternativ: Topfen/Quark
- Baumwolltücher und Schal oder Halstuch zum Fixieren

Gelassenheit ist Trainingssache …

… sagen Expert:innen. Und ich kann es nur bestätigen. Erinnere dich bewusst daran, dass der überwiegende Teil der Erkältungssymptome auf banale Infekte hindeutet. Je entspannter, optimistischer und gelassener wir am Krankenbett agieren, desto ruhiger können auch unsere Schützlinge bleiben.

HARNWEGSINFEKT

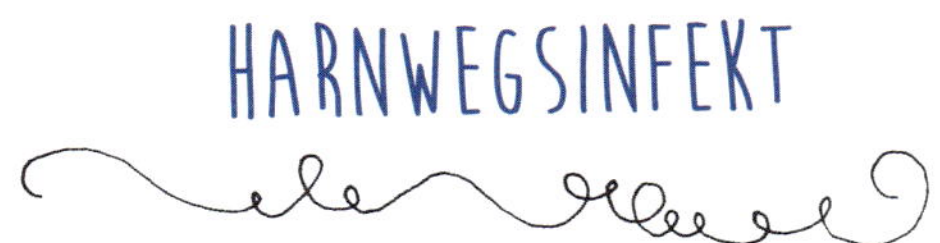

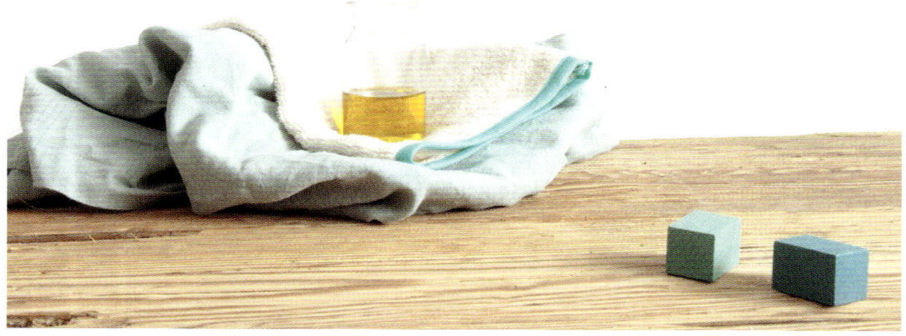

Die Ursache für Schmerzen, Brennen und Unwohlsein beim Harnlassen können von einer Erkältung, durch Viren, Bakterien oder Pilze ausgelöst werden. Unabhängig vom Auslöser gibt es bewährte Hausmittel, um Symptome zu lindern oder einen Infekt schon bei den ersten Anzeichen abzuwenden.

Kleine Kinder können ihre Schmerzen oft nicht lokalisieren, sie erwähnen Bauchschmerzen oder zeigen Anzeichen wie Fieber oder Erbrechen, die nicht sofort auf ein Geschehen in der Blasengegend hinweisen. Daher werden Blasenentzündungen bei kleinen Kindern oft erst sehr spät diagnostiziert. Auch wenn ihr in der Folge medikamentös behandelt, können die weiterbestehenden Symptome mit Hausmitteln gelindert werden.

WAS IMMER KLAPPT

VIEL TRINKEN

Wenn du dein Kind bei den ersten Symptomen sofort dazu anregst, besonders viel zu trinken, könnt ihr den Organismus dabei unterstützen, die Keime gleich wieder auszuspülen. Sehr gut geeignet sind **Wasser, Tee oder Cranberrysaft**. Auch andere rote Säfte aus Vitamin-C-haltigen Beeren wie Himbeer-, Brombeer-, Heidelbeer- oder Johannisbeersaft sind typische Hausmittel bei Harnwegsinfekten.

AUF WARME FÜSSE ACHTEN

Das Auskühlen der Füße wirkt reflektorisch auf den gesamten Körper und daher auch auf weit entfernte Schleimhäute. Sie sind in der Folge schlechter durchblutet und weniger feucht, was dazu führt, dass sie ihre Abwehrarbeit nicht in vollem Umfang leisten können. Bakterien und Viren können leichter eindringen. **Wärme** ist ein zentrales Thema bei Blasenentzündungen. Ein warmes Unterhemd, ein Wollpullover, der auch den unteren Rücken, also die Nierengegend, wärmt, und warme Socken sind unverzichtbar.
Beim **Schwimmen** unbedingt bedenken: Rasch raus aus den nassen Sachen! Bring genug Wechselkleidung mit und trockne dich und dein Kind nach dem Planschen ab. Eine einfache Empfehlung, mit der empfindliche Menschen Harnwegsinfekte verhindern können.

SALZSOCKEN

Die durchblutungsfördernde, entwässernde und antimikrobielle Wirkung von Salz wird in unzähligen überlieferten Hausmittelrezepten genutzt. Hier kommt es uns als wärmende, durchblutungsfördernde Zutat zugute. Salzsocken sind eine gute Alternative, wenn **Zwiebelsocken** abgelehnt werden.

▷ Zwiebelsocken: S. 90

Salzsocken

1. Ein Paar dünne Baumwollsocken in heißes Salzwasser tauchen und gut auswringen.
2. Die feuchten, warmen Socken über die nackten Füße ziehen.
3. Darüber wird eine trockene und wärmende Sockenschicht gezogen, idealerweise aus Wolle.
4. Nach Bedarf kann dieser feuchte Fußsohlenwickel noch mit einem Handtuch locker eingeschlagen werden.
5. Die Socken bleiben für etwa eine halbe Stunde oder solange sie sich warm anfühlen.

Mit diesem Wickelpaket heißt es natürlich: **Ausruhen!** Ab ins Bett oder auf das Sofa unter eine Decke. Die warmen Salzsocken wirken **entspannend** und **fördern den Schlaf und dadurch auch die Genesung**.

HÄNDE AUFLEGEN, STREICHELN, WÄRMEN, HALTEN

Jede Berührung gibt Wärme, Geborgenheit und entspannt. Du könntest dir dabei auch vorstellen, wie deine Kraft und heilende Energie auf dein Kind übertragen wird. Wenn dir eine solche Vorstellung schwerfällt, dann konzentriere dich eher auf die nüchterne Tatsache, dass zwischenmenschliche Berührung Oxytocin freisetzt und durch dieses Hormon das Immunsystem deines Kindes stimuliert wird. Egal, was deine Beweggründe und Gedanken sind – genieße die Nähe und Wärme, die du deinem Kind ganz konzentriert schenkst.

BEACHTE

Bleiben die Beschwerden oder werden sie stärker, kommt Fieber hinzu – halte Rücksprache mit eurer Ärztin.

Reine Kopfsache

Mit deinen Worten kannst du bei Blasenbeschwerden wertvolle Unterstützung geben. Sprich aus, wie deine Hände Kraft und heilsame Wärme spenden. Hilf deinem Kind dabei, sich zu entspannen und zur Ruhe zu kommen, indem ihr schöne innere Bilder erschafft.

▷ Husten und Fieber: S. 84

Atemübungen sowie eine Traumreise sind bei einem Harnwegsinfekt, der oft mit krampfartigen Schmerzen einhergeht, besonders wirkungsvoll.

Für eure individuelle **Traumreise** sucht in Gedanken einen Lieblingsort auf. Schließt dazu die Augen. Leite dein Kind an, sich ganz auf das Licht, die Gerüche, die Geräusche an diesem wunderschönen Ort zu konzentrieren. Das muss auch keine exotische Insel sein. Oft genügt die erste Assoziation von uns Erwachsenen: das Kinderzimmer zu Hause, die Couch bei der Oma … Kinder kennen ihre Lieblingsorte. Dort, wo sie sich ganz heimelig, vertraut und wohl fühlen.

Die Konzentration, die es braucht, um diesen Ort aufzusuchen, lenkt von den Schmerzen und dem Unwohlsein ab. Probiert es einfach aus.

WAS DU EINPACKEN KANNST

WÄRMENDE ÖL-AUFLAGEN

▷ Husten: S. 84

Wie bei Husten vorgestellt, können Öl-Auflagen bei Blasenentzündung auf den Unterbauch gelegt werden. Hautpflegeöl findet sich bestimmt in eurem Reisegepäck, aber auch Pflanzenöle aus der Speisekammer können eingesetzt werden.

Wärmende Öl-Auflage

Zutaten:
- Pflanzenöl
- ein Baumwolltuch

1. Gib Öl auf ein gewärmtes Tuch und leg es auf die Blasengegend.
2. Fixiert wird die Auflage mit einem Tuch oder dem breiten, weichen Bund einer Jogginghose.

Das gewärmte Öl dringt über die Haut ein und sorgt lokal für Entspannung und eine Linderung der Symptome.

WAS IHR SPONTAN BESORGEN KÖNNT

Auch bei Blasenentzündung leisten **Zwiebelsocken**, vor allem in Kombination mit einem warmen oder **ansteigenden Fußbad**, gute Dienste. Beide Rezepte findest du weiter oben im Erkältungskapitel.

▷ Zwiebelsocken: S. 90
▷ Ansteigendes Fußbad: S. 81

KRÄUTERBAD UND -TEE

Es gibt eine große Auswahl an Kräutertee-Mischungen, die speziell für Nieren- und Blasenbeschwerden geeignet sind. Meist enthalten sie folgende Pflanzen in unterschiedlichen Zusammensetzungen: Bärentraubenblätter, Ackerschachtelhalm, Brennnessel, Thymian, Schafgarbe, Goldrute und Birkenblätter. Frag in der Apotheke nach einer Mischung, die auch Kinder trinken dürfen. Es muss auch nicht immer Tee sein, die Erhöhung der Trinkmenge ist die Erste Hilfe!
Ist **Teetrinken** unbeliebt, dann kann der Kräuterabsud auch ins **Badewasser**. So kann er von außen, über die Haut und die Atemwege auf den kleinen Patienten einwirken.

Kräuterbad

1. Bereite etwa 1 Liter stark bzw. lange gezogenen Tee aus einer der oben genannten Pflanzen oder einer Teemischung aus geeigneten Kräutern vor.
2. Vermenge sie mit dem warmen Badewasser.
3. Badet für etwa 15 Minuten.

Auch ohne Badewanne kann ein Kräuterbad durchgeführt werden: Dafür braucht ihr eine kleine Wäschewanne oder einen Kübel, in dem das Gesäß oder der Unterkörper deines Kindes Platz findet. Es muss kein Vollbad sein.

KRÄUTERTIPP

In den Sommermonaten könntet ihr frische Kräuter auch selber pflücken! Beim Urlaub auf der Alm finden sich Brennnessel, Schafgarbe oder Frauenmantel auf der Wiese. Nehmt Blüten und Blätter, übergießt sie mit heißem Wasser und lasst den Kräutersud 10 Minuten ziehen. Danach wird er mit dem Badewasser vermischt.

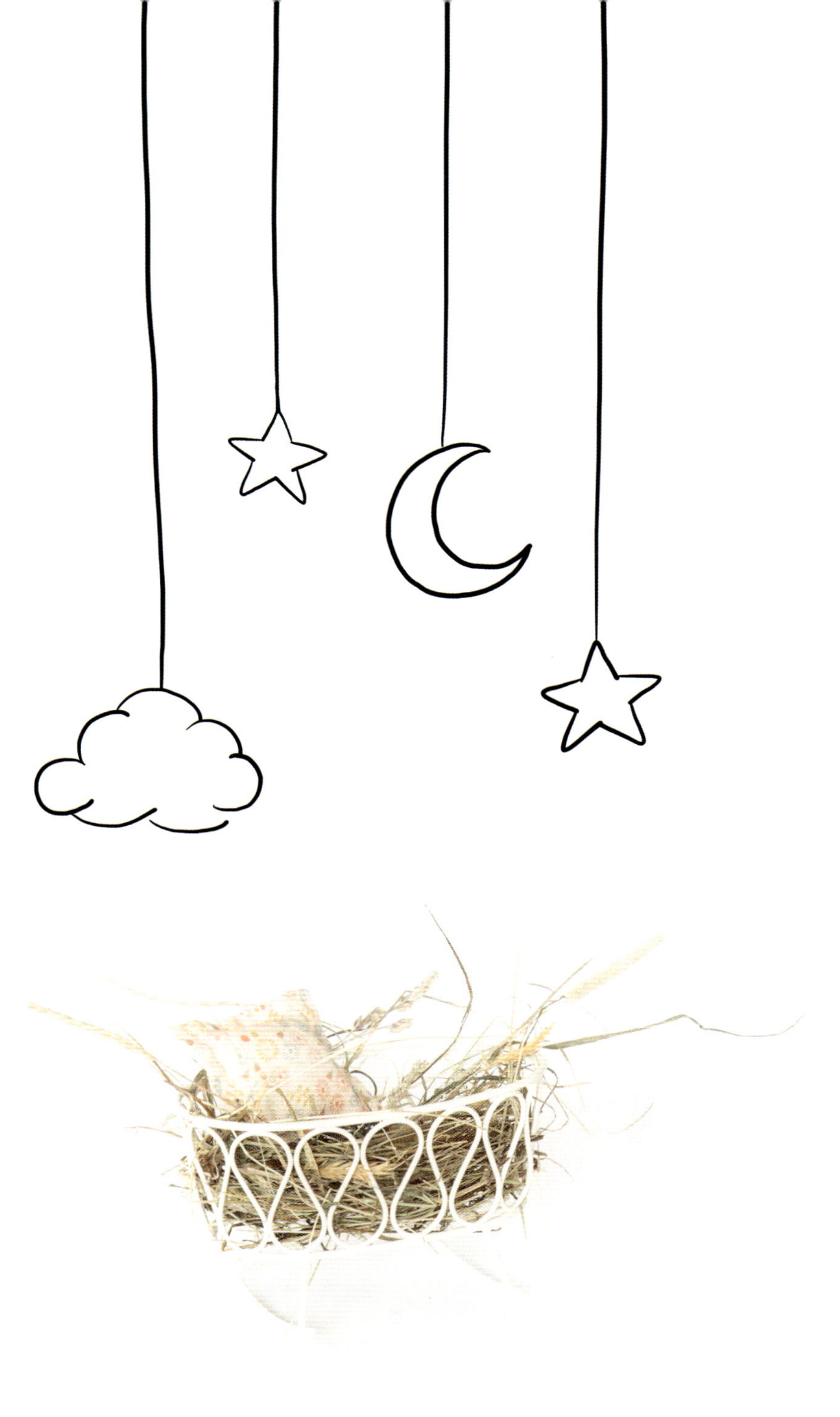

EVERYBODY HAS GOT THE FEVER!

FIEBER UNTERWEGS UND IM URLAUB BEGLEITEN

Bei Fieber erhöht sich die Körpertemperatur um wenige Grad. Die erhöhte Temperatur sorgt für eine Aktivierung des Immunsystems, die Selbstheilung läuft auf Hochtouren.

Da Kinder bei erhöhter Körpertemperatur meist abgeschlagen, matt und müde sind, geraten viele Eltern in Panik. Unsere quirligen, aufgeweckten Kinder in diesem außergewöhnlichen Zustand zu erleben, verunsichert uns.

In der Kindheit kommt Fieber häufiger vor als im Erwachsenenleben. Kinder tolerieren es auch viel besser, verhalten sich oft instinktiv ruhiger, treten leiser und ruhen sich aus.

FIEBER UND FIEBRIGE INFEKTE

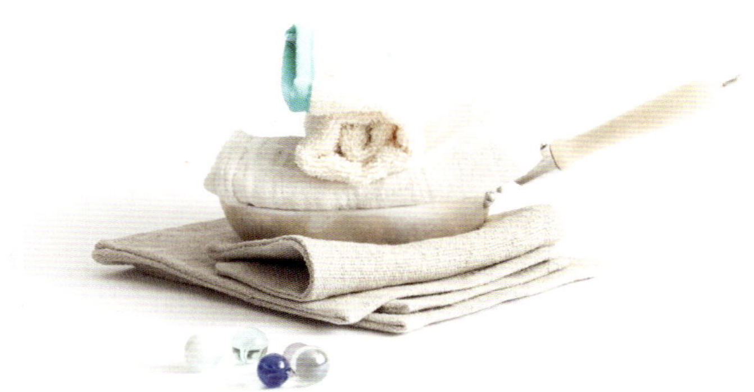

Husten, Schnupfen, Zahnung oder Magen-Darm-Probleme werden oft von Fieber begleitet. Das Immunsystem ist aktiviert, Erreger sollen bekämpft werden. Geht es deinem Kind, während all diese Vorgänge in seinem Körper ablaufen, gut, hat es alles, was es braucht, findet es Entspannung und kann schlafen, trinkt es und scheidet es aus, ist es klar ansprechbar und klagt es wenig, dann gibt es keinen Grund, an Fiebersenkung zu denken.

Wenn größere Kinder Kopf- und Gliederschmerzen haben, große Unruhe verspüren und nicht einschlafen können oder wenn jüngere Kinder teilnahmslos werden und das Interesse am Trinken verlieren, oder auch wenn das Fieber bereits 2 Tage andauert, ohne sich zu verändern und ohne dass eine Krankheitsdiagnose vorliegt – dann besteht Bedarf an Begleitung und Behandlung.

BEACHTE

Wurde dein Kind zu früh geboren, ist es chronisch krank, hat es einen Herzfehler oder andere bekannte Vorbelastungen, dann besprich dich mit deiner Ärztin. Der Umgang mit fiebrigen Erkrankungen kann in eurem Fall ein anderer sein. Tausch dich mit Fachpersonal aus und hol dir alle nötigen Informationen, damit du besonnen, beruhigt und kompetent reagieren kannst.

WISSENSWERTES ZUM FIEBERVERLAUF

Wissen rund um die Entstehung von Fieber hilft dir, dein Kind gut zu begleiten. Fieber verläuft in Phasen. Die Bedürfnisse deines Kindes variieren von einer Fieberphase zur anderen bestimmt stark. Alle Phasen können weitestgehend in häuslicher Pflege begleitet werden, wenn keine zusätzlichen Erkrankungen oder Schmerzen auftauchen.

1. PHASE: FIEBERANSTIEG

Die Kinder frösteln, wollen sich wärmen, nehmen Tee und eine Decke gerne an. Der Organismus ist damit beschäftigt, die Temperatur zu erhöhen. Schüttelfrost und kalte Hände und Füße sind typische Anzeichen für diese erste Phase. Gerade seid ihr noch draußen unterwegs, im Urlaub, im Park oder im Museum. Du merkst, dass dein Kind heute besonders anhänglich und quengelig ist, es fühlt sich nicht wohl. Und dann ist auch schon die Stirn heiß.

Was kannst du tun? Eine möglichst ruhige Umgebung ist für dein Kind nun am angenehmsten. Starke äußere Reize sind für Fiebernde schwieriger zu verarbeiten. Rummel, grelles Licht und Lärm überfordern. Vielleicht kannst du es im Tragetuch eng an dich kuscheln, bis ihr zu Hause seid?

2. PHASE: FIEBER

Ist das Fieber voll entwickelt und wurde die vom Körper angestrebte Temperatur erreicht, reagieren die meisten Kinder mit Appetitlosigkeit, Schwäche und Müdigkeit. Puls und Atmung sind beschleunigt.

Was kannst du tun? Ruhige Zuwendung, viele Kuscheleinheiten und Pflege durch Mama, Papa oder vertraute Menschen sind eine wertvolle Hilfe.
Kurzum: **Liebe ist die beste Medizin!**
Fühlt dein Kind sich mit dem voll entwickelten Fieber nicht wohl, klagt es über Kopfschmerzen, Unruhe und kann es nicht einschlafen, dann kannst du jetzt fiebersenkende Hausmittel verwenden. Dazu komme ich später.

▷ Fieber senken: S. 105

3. PHASE: RÜCKGANG DES FIEBERS

Erkennt der Körper, dass die Arbeit getan ist, dann senkt er die Temperatur wieder, denn auf Dauer wäre eine hohe Körpertemperatur nicht gesund und auch viel zu anstrengend für den Organismus. Abgekühlt wird der Körper, indem er Schweiß erzeugt. Dieser kühlt die Hautoberfläche, die Temperatur sinkt.

Was kannst du unterstützend tun? Frische Wäsche, weil der Körper deines Kindes über starkes Schwitzen abgekühlt wurde, das Lieblingsgetränk oder sogar schon eine Lieblingsspeise. Dein Kind weiß, was es jetzt will. Hauptsache, Mama oder Papa sind stets nahe und aufmerksam.

4. PHASE: GENESUNG UND REGENERATION

Nach dem Fieber kommt oft ein tiefer, erholsamer Schlaf. In den ersten fieberfreien Tagen fühlt man sich noch etwas schlapp und ist meist noch nicht wieder ganz bei Kräften. Auch wenn Urlaub und Ausflüge euch rufen – gönnt euch noch Zeit und Ruhe für Regeneration.

Was kannst du tun? Die Abenteuer draußen locken euch zwar schon, doch ein wenig leiser zu treten und die Energiereserven zu schonen, zahlt sich aus.

BEACHTE

Bei Fernreisen, die exotische Krankheiten wahrscheinlich machen, oder wenn dein Kind Schmerzen äußert, wenn das Fieber mehr als 3 Tage andauert oder dein Kind jünger als ein Jahr ist: Halte immer Rücksprache mit einer Ärztin.

WAS IMMER KLAPPT

- Anfängliches **Wärmeverlangen** unterstützen! Eine Decke und Körperkontakt erfüllen den Zweck. Der Wunsch nach Wärme wird irgendwann durch den Wunsch, sich zu kühlen, abgelöst. Dazu weiter unten.
- **Ruhe und Reizabschirmung** sind in jeder Phase zu empfehlen, also: Geräusche reduzieren, Fernseher und Radio sollten ausgeschaltet bleiben. Skifahren, Strandbesuch oder Kinderparty müssen abgesagt werden. Wenn dein Kind weiterhin aktiv ist, dränge sanft auf mehr Ruhe und bremse seine Spiellaune.
- Viele Kinder verhalten sich instinktiv ruhiger, wenn sie fiebern: Sie schlafen, ruhen und leiden wenig (was für Erwachsene oft nur schwer vorstellbar ist). Dann reicht es, das Kind **aufmerksam und geduldig zu begleiten**.
- Fiebernde fühlen sich schwach, müde und schlapp. Dass die **Bedürfnisse des kleinen Patienten bestmöglich erfüllt** werden, ist Pflicht für jene, die sie begleiten.
- Selbstbestimmte **Nahrungskarenz** ist zu akzeptieren – wichtig ist vor allem, ausreichendes Trinken zu gewährleisten. Dann kann man ein Kind beruhigt fiebern lassen.
- **Vollbäder oder Spaziergänge solltet ihr an Fiebertagen unterlassen:** Die Anpassung an stark veränderte Außentemperaturen verlangt dem Körper große Anstrengung ab.
- **Trinken schmackhaft machen:** Ein besonders geliebter Saft oder ein selbstgemachtes Eis aus Wasser und Früchten – vielleicht servierst du den Saft mit einem Cocktailschirmchen, in einem Weinglas oder mit einem schönen Strohhalm? Hauptsache, dein Kind nimmt Flüssigkeit zu sich.

WAS DU EINPACKEN KANNST

Fiebersenkende Hausmittel brauchen wenige Zutaten: Wasser, eventuell Essig, Tücher wie z. B. Handtücher, Schmusewindeln oder Musselintücher – notfalls auch der (Baumwoll-)Stoff eines T-Shirts oder Halstuchs, wenn sich im Urlaubsgepäck sonst nichts Passendes findet.

FIEBER MESSEN

Du spürst am besten mit deiner Haut, insbesondere mit deinen Lippen, ob der Körper deines Kindes wesentlich wärmer ist als dein eigener. Wir müssen nicht die exakte Temperatur kennen, um zu wissen, ob unser Kind Unterstützung braucht. Der Allgemeinzustand zeigt es uns deutlich.

Wenn du das Fieberthermometer vergessen hast oder die Batterie gerade jetzt leer ist, gibt es keinen Grund zur Panik. Es reicht, zu wissen – oder vielmehr zu spüren –, dass die Körpertemperatur erhöht ist.

Deine Reiseapotheke enthält ein schmerzstillendes, fiebersenkendes Medikament sowie ein Fieberthermometer. Beides kannst du nach deinem Ermessen, nach Packungsbeilage und in Rücksprache mit eurer Ärztin einsetzen.

Medikamente werden nicht leichtfertig verabreicht und haben neben den erwünschten Wirkungen immer auch Nebenwirkungen. Sie erfüllen aber auch einen wesentlichen Zweck, und du wirst nach sorgfältigem Abwägen die richtige Entscheidung treffen.

BEACHTE

HAUSMITTEL ZUR FIEBERSENKUNG

Egal für welche der folgenden Anwendungen ihr euch entscheidet, das Wirkprinzip ist bei allen gleich: Verdunstungskälte – also die Kälte, die entsteht, wenn Flüssigkeit auf der warmen Haut der Beine oder Arme verdunstet – kühlt den Körper.

Das ist es, was wir durch die Wickel und Waschungen erreichen wollen: Der Puls wird etwas verlangsamt, der Druck im Kopf sinkt, der Körper kühlt leicht ab, die Unruhe wird geringer, der Kreislauf stabilisiert sich. Vielleicht findet dein Kind dann Ruhe, Entspannung oder Schlaf.

Für alle Anwendungen gilt: lauwarmes Wasser – wenige Grad unter der Körpertemperatur – verwenden! Eisiges Wasser überfordert den Kreislauf und hat nicht den Effekt, den wir uns wünschen.

BEACHTE

Bevor du startest, prüfe immer ...
... ob die Füße und Waden deines Kindes warm sind. Bereite alle benötigten Gegenstände und ein Lieblingsbuch vor, dein Kind sollte während der Anwendung liegen bleiben.

Lauwarme Waschung

Geeignet etwa ab dem 1. Geburtstag, Anwendungsdauer ca. 5 Minuten

Zutaten:
- Wasser
- weiches Baumwolltuch/Waschhandschuh

1. Befeuchte einen Waschhandschuh oder Waschlappen mit lauwarmem Wasser.
2. Damit werden die Waden und, wenn gewünscht, auch die Unterarme des Kindes sanft abgewaschen.
3. Es ist nicht notwendig, dass dein Kind aufsteht oder sich auszieht. Lass den kleinen Patienten einfach im Bett liegen, schieb den Pyjama hoch und befeuchte sanft Unterarme und/oder Unterschenkel. Dann den Pyjama einfach wieder überziehen, zudecken und weiter nachruhen lassen.
4. Durch die Verdunstung des Wassers auf der Haut der Extremitäten wird die Körpertemperatur reguliert. Unangenehmer Druck im Kopf und Kreislaufprobleme bessern sich.
5. Wenn die Anwendung als angenehm empfunden wurde, spricht nichts gegen eine Wiederholung nach etwa einer halben Stunde.

Pulswickel

Geeignet etwa ab dem 1. Geburtstag, Anwendungsdauer 5–10 Minuten

Zutaten:
- 2–4 Baumwolltücher, z. B. Stofftaschentücher oder Waschlappen
- lauwarmes Wasser
- evtl. Essig

1. Ein Baumwolltuch in der Größe eines Stofftaschentuchs, das ein Handgelenk umschließen kann, wird in lauwarmes Wasser getaucht.
2. Es wird leicht ausgewrungen, aber sehr feucht belassen und um die Handgelenke gewickelt.
3. Falls ihr einen stärkeren Effekt erzielen wollt und dein Kind nach Abkühlung verlangt, könnt ihr auch um die Fußgelenke Tücher wickeln.

4. Der Wickel kann bis zu 10 Minuten verbleiben, danach sind die Tücher meist durchwärmt und haben keinen fiebersenkenden Effekt mehr.
5. Das spürst du gut mit deinen Händen. Sind die Tücher warm, können sie abgenommen werden.
6. Meist stabilisiert sich das Wohlbefinden nach nur einer Durchführung. Du kannst aber im Stundentakt bis zu 3-mal hintereinander Pulswickel anlegen, wenn dein Kind sie angenehm findet.

Wadenwickel

Geeignet etwa ab dem 2. Geburtstag, Anwendungsdauer 5–10 Minuten

Zutaten:

- Baumwolltücher, z. B. Küchen-/Geschirrtücher oder Stoffwindeln aus Baumwolle
- lauwarmes Wasser
- evtl. Bio-Obstessig (wenn gewünscht)

1. Das Innentuch aus Baumwolle wird in Wasser getränkt und
2. leicht ausgedrückt, bleibt aber sehr feucht.
3. Nun wird es eng um die Wade des Kindes gelegt.
4. Die Gelenke, also Knöchel und Knie, bleiben dabei frei.
5. An beiden Beinen durchführen.
6. Um das innenliegende, feuchte Tuch trockene Handtücher legen.
7. Der Wadenwickel bleibt ca. 5–10 Minuten liegen.
8. Meist stabilisiert sich das Wohlbefinden nach nur einer Durchführung, du kannst aber im Stundentakt bis zu 3-mal hintereinander Wadenwickel anlegen, wenn dein Kind sie angenehm findet.

Optimistische Gedanken – das Fieber-Mindset

Während ihr Hausmittel zur Fiebersenkung verwendet, sprich mit ruhiger Stimme mit deinem Kind. Die Sinnesorgane sind leicht überreizt, wenn der Organismus mit dem Fieber beschäftigt ist. Lass dein Kind wissen, dass alles gut wird. Dass ihr zusammen das Beste aus der Situation macht. Vorwurfsvolle Gedanken à la „Hätten wir doch nicht …“ und „Wären wir doch besser …“ helfen niemandem weiter.

Gemeinsam seid ihr ein tolles Team am Krankenbett, und ihr werdet staunen, wie rasch eine Krankheit vorübergeht. Ihr könnt euch darauf verlassen und herbeiträumen, wie schön es sich wieder anfühlen wird, wenn die ganze Kraft zurückkehrt und neue Abenteuer auf euch warten! Fantasiereisen und leise Geschichten sind jetzt willkommen.

DEM MORGEN ENTGEGENFIEBERN

Fieber wird in der Regel als Antwort auf das Eindringen unterschiedlicher Erreger erzeugt. Doch auch emotionale oder psychische Ursachen können die Körpertemperatur steigen lassen. Denke – vor allem wenn Fieber vor dem Reiseantritt oder vor aufregenden Ereignissen auftritt – an **Aufregung und Vorfreude als Auslöser**.

Aber: Die Körpertemperatur von Menschen kann im Sommer durch die hohe **Umgebungstemperatur** leicht erhöht sein. Nicht immer handelt es sich um Fieber, hier gilt es, die Umstände zu beobachten. Da nicht jedes Fieber einer „Behandlung" bedarf, ist die Ursache für die häusliche Begleitung mit Hausmitteln vorerst auch nicht relevant.

Fieber, das ohne erkenntliche körperliche Ursache immer wieder in ähnlichen Situationen auftritt, also beispielsweise vor Urlaubsreisen oder Festen, auch vor Prüfungen oder anderen Aufregungen, können wir als Eltern vorwiegend **mit mentaler Unterstützung** begleiten. Aber auch die unter „Was du immer mit dabei hast und was überall klappt" angeführten Tipps solltest du beachten.

▷ Hausmittel bei Fieber: S. 104f.

Mach dich locker!

- Unser **Atem** ist ein überraschend starkes Werkzeug, um auf unsere Nerven Einfluss zu nehmen. Tiefes, langsames Atmen in speziellem Rhythmus, wie es in unterschiedlichen Therapien eingesetzt wird, fällt Kindern noch schwer. Spielerisch klappt es aber, z. B. mit dieser Übung, die Anspannung löst und uns tief durchatmen lässt:
  Den Bauch ganz dick mit Luft auffüllen und beim Ausströmen der Luft brüllen wie ein Gorilla – dabei locker auf den Brustkorb trommeln, sich stark fühlen (und euch bereit machen, um die Weltherrschaft an euch zu reißen)!
- **Hüpfen, Wackeln, Schütteln** der Beine und Arme, den Bauch und Rücken mit den Händen sanft klopfen und „abklatschen", den Kopf wackeln, nicken, schütteln. Der ganze Körper kann spielerisch einmal durchgerüttelt und geschüttelt werden, um ihn bewusst zu spüren, die Anspannung loszulassen. Bei großer Aufregung nehmen wir unbewusst Körperhaltungen ein, die dieser Anspannung Ausdruck verleihen. Wir ziehen die Schultern hoch, atmen flach und oberflächlich, spannen den Bauch an oder stehen in anstrengender, verkrampfter Haltung. **Kleine Körperübungen helfen beim Loslassen.**
- **Singen, Summen, Tanzen** zur Musik oder ganz frei heraus – auch so lassen sich Stress und Anspannung auflockern.

WAS IMMER KLAPPT

BERÜHRUNG UND MASSAGE

Wir können auf das vegetative Nervensystem, also den „unkontrollierbaren“ Teil unseres Nervensystems, beruhigend einwirken. Zum Beispiel indem wir unsere Kinder sanft massieren, streicheln und halten. Erwiesenermaßen reagieren viele unterschiedliche körperliche Systeme mit Entspannung und Beruhigung, wenn die Haut gestreichelt wird.

In traditionellen Medizinsystemen werden vor allem den Händen und Füßen Reflexzonen zugeschrieben, die mit entfernten Organsystemen verbunden sind. Eine warme Ölmassage von erfahrenen Therapeut:innen ist schön, aber auch Mama und Papa haben Hände, die intuitiv die richtigen Stellen finden und damit die passenden Werkzeuge, um ihre Kinder zu be-Hand-eln.

Nimm dazu ein passendes Pflegeöl – wenn vorhanden, gepaart mit einem Tropfen entspannendem Lavendelöl – und streichle vor dem Einschlafen die Füße oder Hände deines Kindes. Halte die einzelnen Finger und Zehen, knete und drehe sie sanft. Streiche sie aus. Dein Kind gibt dir Rückmeldung dazu, was es als angenehm empfindet. Vielleicht wollen die Füße auch nur festgehalten werden.

▷ Reiseapotheke: S. 115

Entspannungstechniken und positive Gedankenmuster

Versuch es doch mal mit dem An- und Aussprechen der aktuellen Situation – Worte zu finden, kann helfen: Die Freude/Aufregung/Erwartung bewegt dich. Du denkst viel über das Kommende (den Urlaub, die Party, das Referat) nach. Nicht nur deinen Kopf, auch deinen Körper versetzt das in Aufruhr. Er ist wie ein Kompass, der uns zeigt, dass ein neuer Weg kommt. Wir dürfen uns überraschen lassen, was da kommt. Ganz sicher wird es gut, oder sogar richtig schön. Du kannst mir erzählen, was dich bewegt. Du machst das gut. Du bist stark, klug und gesund. Ich glaube an dich. Ich bin immer für dich da und an deiner Seite.

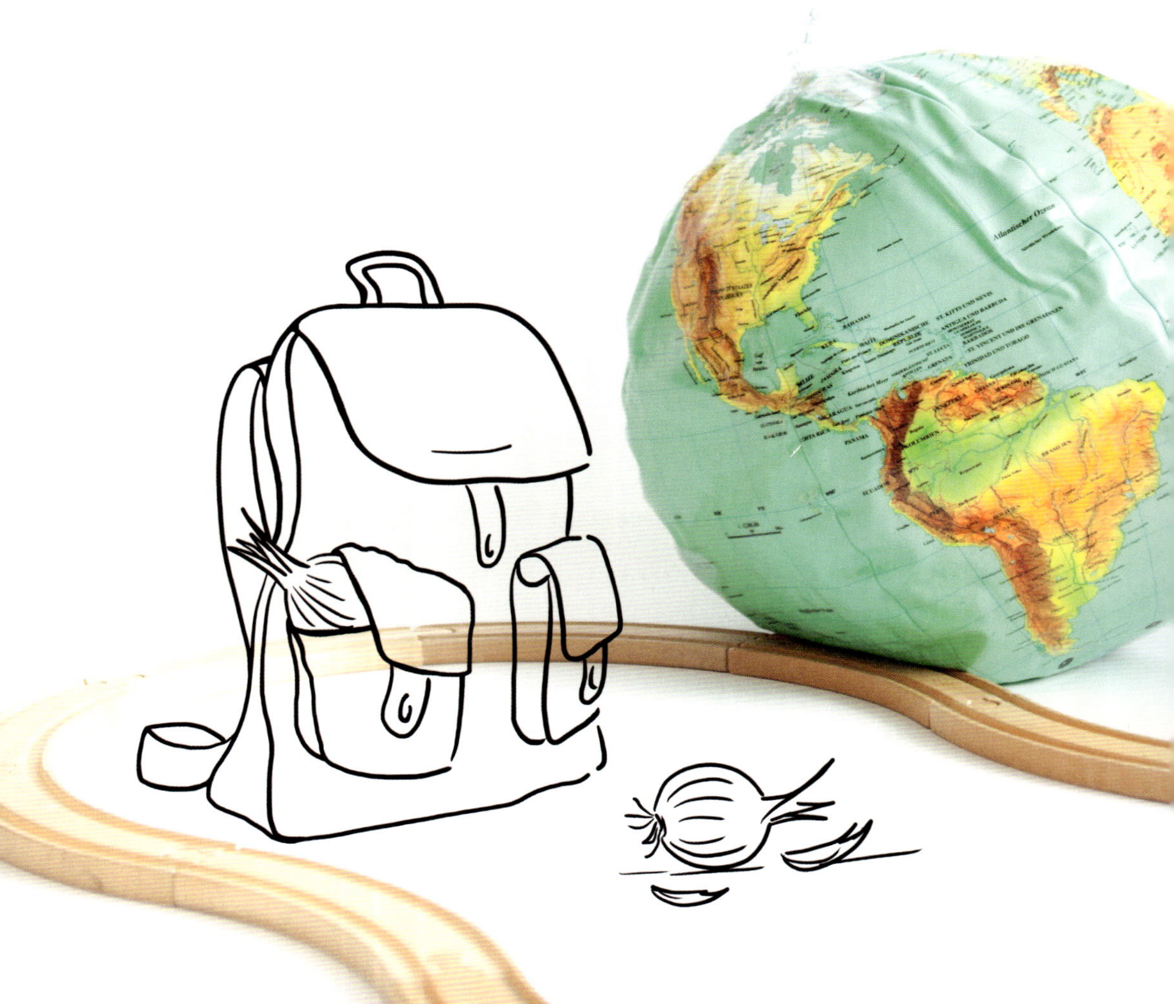
Atlantischer Ozean
BAHAMAS
ST. KITTS UND NEVIS
ANTIGUA UND BARBUDA
DOMINIKANISCHE REPUBLIK
HAITI
BARBADOS
ST. VINCENT UND DIE GRENADINEN
TRINIDAD UND TOBAGO
GRENADA
ST. LUCIA
Karibisches Meer
PANAMA
COSTA RICA
NICARAGUA
HONDURAS
BELIZE
JAMAIKA
KUBA
VENEZUELA
GUYANA
KOLUMBIEN
ECUADOR
BRASILIEN

ICH PACKE MEINEN KOFFER...

DIE HAUSMITTEL-REISEAPOTHEKE

WAS DU IMMER DABEI HAST:
DIE SMALL-VARIANTE FÜR JEDEN TAG

Nützliches für unterwegs – passt in jede Wickeltasche, den Spielplatzrucksack, die Badetasche ...

- **Pflaster**, Wundauflagen und Mullbinden, um kleine Wunden unterwegs erstversorgen zu können. Bunte Pflaster einpacken! Sie sorgen für ein bisschen Ablenkung.
- 100 % ätherisches **Lavendelöl** – bei Insektenstichen, kleinen Wunden, Sonnenbrand oder Brennnesselkontakt.
- Ein **buntes Taschentuch** zum Reinigen von kleinen Wunden. Blut sieht auf einem weißen Tuch schlimmer aus, und so ein Tuch ist super vielseitig! Kühle Auflagen, saubermachen von allerlei Körperteilen, Blut abwischen ... Nicht umsonst hat jeder Gentleman der alten Schule immer ein Taschentuch parat. Ein Vorbild!
- Insektenschutz – Vorbeugen ist besser als Nachsorgen. Daher ein Mückennetz für den Kinderwagen und euer selbstgemachtes Duftspray mit ätherischen Ölen nicht vergessen!
- Eine **Pinzette** – für Splitter, Holzspäne oder zur Entfernung von Zecken.
- Ein Abziehbild oder Mini-Buch, die Lieblingssüßigkeit deines Kindes oder eine andere kleine **Ablenkung**, die in eurer kleinen Reisapotheke Platz findet – so kommt ihr rasch auf andere Gedanken.

▷ Duftspray: S. 25

Im **Sommer** zusätzlich:

- Taschenmesser und eine kleine Zwiebel
- eine kleine Tube Sonnencreme

Manche haben stets Globuli, Tropfen oder Dragees dabei – homöopathische Mittel, Bachblüten und vieles mehr stehen für kleine Notfälle zur Verfügung. Besonders vor der Anwendung bei Kindern stimme dich mit eurer behandelnden Homöopathin oder Heilpraktikerin ab.

IM URLAUB UND AUF REISEN:

DIE „EXTENDED VERSION" DEINER REISEAPOTHEKE

Abhängig vom Reiseziel und eurer Urlaubsgestaltung befüllst du deine Reiseapotheke mit vertrauten Helfern. Für sportliche Abenteurer musst du anders packen als für den Kultururlaub in der Stadt. Manche Kinder bekommen schon bei leichtem Wind prompt Ohrenschmerzen oder vertragen fremde Speisen schlecht. Das Zielland und eure Reisemodalitäten spielen natürlich eine Rolle. Camping? Appartement? Hotel? Eine Rundreise mit öffentlichen Verkehrsmitteln oder Anreise mit dem Flugzeug? All diese Faktoren können ein bisschen mehr oder weniger Gepäck nötig machen.

Du kennst deine Familie am besten und wirst individuell abgestimmt eine gute Auswahl treffen.

Als Eltern möchten wir unsere Kinder am liebsten umfassend beschützen und umsorgen, auf jeden Notfall bestens vorbereitet sein. Doch es ist schlicht unmöglich, für jeden noch so unwahrscheinlichen Fall gerüstet zu sein.

Es ist weder ökonomisch noch ökologisch sinnvoll, Unmengen an Medikamenten mitzuführen. Ihre Haltbarkeit ist begrenzt, in manchen Fällen braucht es ohnehin ärztliche Hilfe. Um also nicht unnötig zum Anwachsen der Müllberge beizutragen, wähle sorgfältig, was du extra anschaffst.

Bestandteile der Reiseapotheke, die sich durch ihre Vielseitigkeit auszeichnen, sind unterwegs besonders praktisch. Zusätzlich zur kleinen Apotheke auf Seite 112 nehmen wir in den Urlaub noch ein paar Dinge mit.

BEACHTE

Dies sind allgemeine Empfehlungen auf der Basis persönlicher Erfahrungen als Mama. Bitte besprich mit Ärztin und Apothekerin, was für dich und euch als Reiseapotheke sinnvoll ist.

Wenn du auf eine homöopathische Reiseapotheke setzt oder in Abstimmung mit deiner Ärztin oder Heilpraktikerin für euch abgestimmte Mittel dabeihast, wende dich im Bedarfsfall an deine Therapeutin.

Bei Fernreisen, auf der einsamen Insel, wenn am Zielort keine Apotheke erreichbar ist, wenn ihr Extremsportarten ausübt oder euch in unwegsames Gelände begebt ... dann musst du detaillierter planen und umfassender packen. Am besten berätst du dich mit deiner Kinderärztin oder Apothekerin.

Für den üblichen Wald-Wiese-Berge-Meer-Urlaub innerhalb Europas können folgende Bestandteile in der Reiseapotheke sinnvoll sein:

- Sterile Kompressen – um Wunden unterwegs erstversorgen zu können.
- Verbandmaterial, Pflaster – oft hilft schon ein schöner, liebevoll angelegter Verband, um Schmerzen zu lindern.
- **Wundsalbe** oder selbstgemachtes Ringelblumenöl – bei Schrammen, Hautreizungen und kleinen Verbrennungen hilfreich.
- **Desinfektionsmittel** für Wunden – aus der Apotheke (für Kleinkinder und für Schleimhäute geeignet) oder in Form von Calendulatinktur, die in verdünnter Form Schrammen reinigt. Desinfektionsmittel auf Alkoholbasis können auch auf Insektenstiche gesprüht werden, wenn nichts anderes dabei ist – der Kühleffekt tut gut.
- **Kochsalzlösung**– zum Reinigen von Wunden, zum Ausspülen von winzigen Fremdkörpern wie Sand im Auge, als Nasentropfen, bei festsitzendem Schnupfen.
- **Coolpack oder Traubenkernkissen** – kalt: bei Prellungen und Stürzen; oder warm: um Bauchweh und Verspannung zu lindern.
- **Schmerzmittel und fiebersenkende Medikamente** – für den Notfall mit dabei. Wer will schon im Urlaub die nächste Apotheke suchen? Besprich dich vorab mit der Apothekerin deines Vertrauens. Ebenso: **Fieberthermometer** und fiebersenkende Medikamente, mit denen du vertraut bist.
- **Insektenschutz** – vorbeugen ist besser als nachsorgen, daher ein **Mückennetz** für die Nacht und für den Kinderwagen mitbringen und den selbstgemachten Duftspray mit ätherischen Ölen nicht vergessen.

▷ Duftspray: S. 25

- **Stichheiler oder Kühlgel**, nach dem Stich.
- **Eichenrindensud oder Teebeutel mit Schwarztee** für wunden Po und gereizte Schleimhäute. Der Schwarze Tee kann auch bei Magen-Darm-Problemen getrunken werden.
- **Wärmflasche** – kann kalt oder warm vielseitig verwendet werden.
- **Schüttelemulsion** aus Öl und Wasser, um rasch den Po zu reinigen oder die Haut zu pflegen, wenn eine Schramme passiert ist.

Du gibst dein Bestes

Sei nett zu dir, wenn am Urlaubsort genau die eine Sache fehlt, die ihr braucht. Es ist so wie mit den Gummistiefeln: Hat man sie mit, regnet es garantiert nicht. Aber wehe, man vergisst sie ...

Irgendetwas ist immer, wenn man mit Kindern verreist. Am sinnvollsten ist: optimistisch, gemeinsam und flexibel nach spontanen Lösungen suchen. Dann findet ihr bestimmt die passende Idee!

EASY-ALLROUND-HAUSMITTEL AUF REISEN DEIN QUICKFINDER

BEI ERKÄLTUNGEN

▷ Erkältung: S. 78

- Ruhe gönnen (kuscheln, bestärken, positives Mindset)
- Ansteigendes Fuß- oder Armbad
- Die Zwiebel: Alleskönner und Allroundtalent für Zwiebelsocken, Ohrpäckchen, Zwiebelsäckchen
- Warme Wickel
- Massageöl, Brustauflage

BEI BAUCHWEH

▷ Bauch: S. 62

- Warme Hände, streicheln, massieren, kreisen, halten
- Öl zur Bauchmassage
- Schluckweise sehr kaltes Wasser bei Erbrechen oder Übelkeit

OUTDOOR-ABENTEUER

- Kühles Wasser
- Zwiebel – immer im Rucksack, um Insektenstiche zu lindern
- Kräuter vom Wegesrand und ihre Heilkräfte kennenlernen

▷ Kräuter: S. 120

LAVENDELÖL – VIELSEITIGER JOKER FÜR (FAST) ALLE LEBENSLAGEN

Lavendel ist eine enorm vielseitige Pflanze. Die Wirkstoffe, die im ätherischen Öl enthalten sind, haben sehr unterschiedliche Eigenschaften und können daher sowohl bei Verletzungen als auch bei Erkältungen und auf der psychischen Ebene, zur Entspannung, wertvolle Dienste leisten – das perfekte Joker-Hausmittel! Denn mit nur einem kleinen Fläschchen Öl haben wir die Möglichkeit, ganz unterschiedliche Anwendungen herzustellen:

- Sonnenbrand, kleine Verbrennungen – vermengt mit Körperpflegelotion oder Öl zur Regeneration der Haut
- Erkältung – als Badezusatz mit Salz, Obers/Sahne, Honig oder Öl
- Entspannung – mit Hautöl vermengt zur Fuß- oder Brust-/Rückenmassage
- Insektenstich – da darf ausnahmsweise sogar ein Tropfen pur auf die Haut
- Prellungen, Verstauchungen – mit Topfen/Quark vermengt als kühle Auflage

ZWIEBEL – VIELSCHICHTIGER TAUSENDSASSA

Was uns beim Zwiebelschneiden die Tränen in die Augen treibt, macht die Zwiebel enorm gesund: die darin enthaltenen ätherischen Öle sowie Sulfide und sekundäre Pflanzenstoffe. Sie wirken antiviral, antibakteriell, immunstärkend. Zwiebel hemmt die Histaminausschüttung und wirkt entzündungshemmend. Sie kann roh eingesetzt werden bei:

- Erkältungen – verflüssigt Schleim und lässt uns durchatmen, ist entzündungshemmend
- Ohrenschmerzen, Husten, Schnupfen und Blasenentzündung – Zwiebelsäckchen und -socken können vielseitig und rasch eingesetzt werden
- Insektenstichen – akut, um die Schmerzen und Histaminproduktion bei Bienen- oder Wespenstichen zu mindern. Am Tag danach: um Juckreiz zu mindern, auch bei Mückenstichen.

ÖL

- Mandelöl, Oliven-, Sonnenblumen- oder jedes andere übliche Haut- oder Küchenöl kann für viele warme Erkältungsanwendungen und Auflagen genutzt werden.
- Brustauflagen mit Öl, als Pflege für die Nase, als Trägeröl für ätherisches Lavendelöl, um damit die Füße oder den Rücken zu massieren – Öl kann vielseitig als Hausmittel eingesetzt werden

WASSER

- Zum Kühlen kleiner Blessuren und Stiche
- Zum Trinken – um dein Kind zum Trinken zu animieren, führ feste Rituale ein: eine eigene Trinkflasche, die es mag; Wasser mit Fruchtstücken, damit es spannender schmeckt; sei Vorbild und greif selber sichtbar immer wieder zu Wasser; für dein Kind darf das Wasserglas auch mit Cocktailschirm, Strohhalm & Co. interessant gemacht werden
- Zum Wärmen als feucht-heiße Auflage bei Verspannungen und Bauchweh
- Um im Sommer Räume abzukühlen – feuchte Tücher aufhängen und durch Verdunstungskälte für Erholung sorgen

MEINE NOTIZEN …

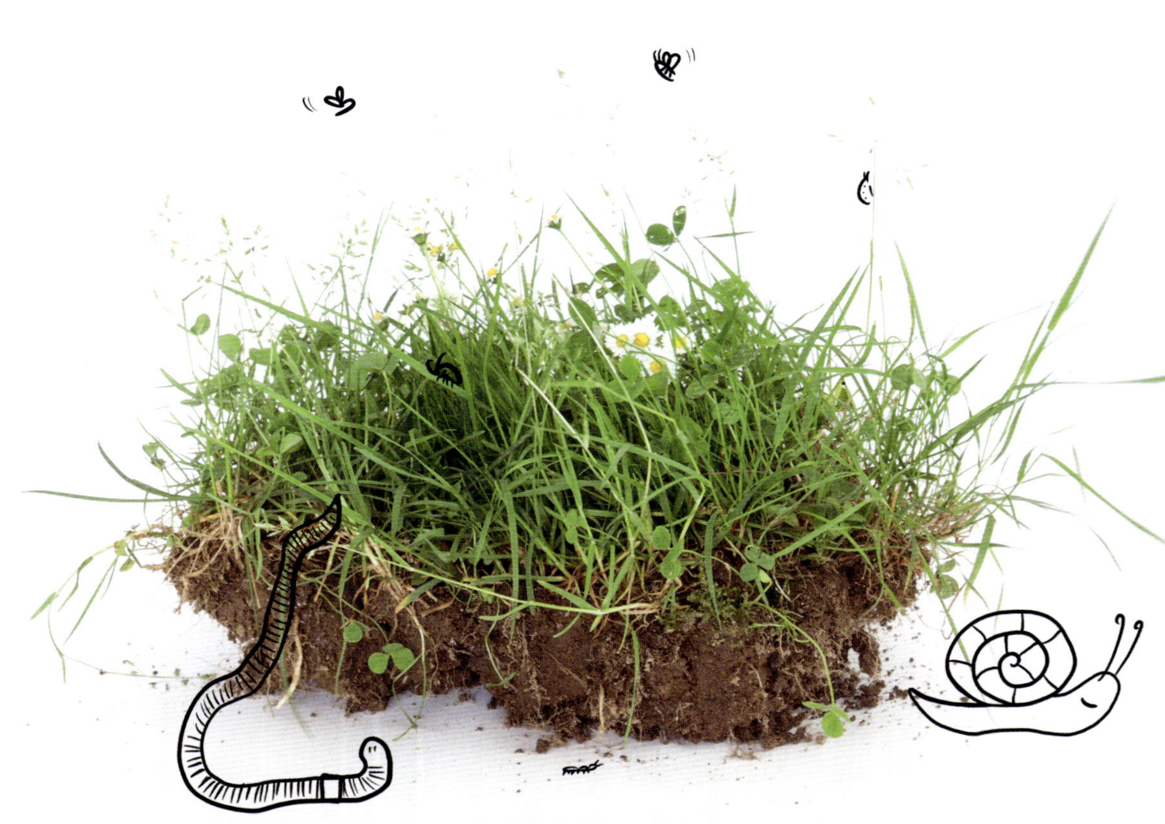

WILDKRÄUTER

EINFACH STARTEN MIT DEN BASICS

WILDKRÄUTER FASZINIEREN UNS

Sie sind wahre Energiebündel und bieten eine Fülle an Inhaltsstoffen, die unserer Gesundheit zuträglich sind. Und: Wir können sie auf Wiesen und Wegesrändern sammeln, ohne sie vorher zu pflanzen und zu pflegen – kleine Geschenke der Natur, die uns allen zur Verfügung stehen.

WAS WILDKRÄUTER SO KRAFTVOLL MACHT

Sie haben wild und unkultiviert, ohne menschliches Zutun wie Züchtung und Kreuzung, in ganz unterschiedlichen, manchmal unwirtlichen Umgebungen viele Jahrtausende überlebt. Um sich vor Fraßfeinden und Krankheiten zu schützen, haben sie Inhaltsstoffe und Düfte hervorgebracht, die sie stark und kräftig überleben lassen. Sie haben ihr eigenes Immunsystem perfektioniert! Diese Inhaltsstoffe können wir uns zunutze machen: Wir profitieren von ihrer Kraft, indem wie sie roh verzehren, einen Salat damit würzen, die Suppe aufpeppen oder sie als Wundverband nutzen.

WIE ANWENDEN?

Bei fast allen Wehwehchen gibt es ganz unterschiedliche Möglichkeiten der Linderung. Je nach Verfügbarkeit und persönlicher Sympathie entscheidet ihr, du und dein Kind, was euch hilft und guttut. Nicht alles passt für jeden!
Frisch, gleich von der Wiese weg, ein Gänseblümchen kosten; als Auflage bei Wunden; als Tee oder Kräuterbad ... auch für Einsteiger und Naturmedizin-Neulinge bieten sich viele Gelegenheiten, um die kleinen Wunderwerke unkompliziert zu entdecken.

FÜR DEN ANFANG GILT: WENIGER IST MEHR!

In der warmen Jahreszeit draußen zu sein heißt auch, mit Pflanzen ganz unmittelbar und ohne große Planung in Berührung zu kommen. Man muss keine umfassenden Kräuterkurse belegt haben, um sich Wildkräutern anzunähern.

Schon ein paar wenige, vielseitige Kräuter, die du verlässlich erkennen und einsetzen kannst, sind ein Gewinn!
Die Natur bietet eine unglaubliche Fülle an Heilkräutern. Sie alle zu erkennen, auseinanderzuhalten und ihre Einsatzgebiete zu kennen, kann uns wahrlich überfordern und ist für uns Laien auch gar nicht nötig.

BEGINNE MIT EINEM ERSTEN KRÄUTLEIN

Versuch, es immer wieder bei Spaziergängen zu entdecken, lies ein paar Rezepte darüber oder zeig es deinem Kind. Erzähl ihm, was du bereits darüber gelernt hast. Macht euch vertraut.
Wenn du dieses erste Kraut gut kennst, starte mit dem nächsten und erweitere langsam deinen Handlungsspielraum.

Less is more

Ganz egal, welche Heilkräuter du kennenlernen und probieren magst, wichtig ist: Pflückt nur, was ihr verlässlich erkennt und nimm nur so viel, wie du wirklich brauchst. Wenn du erste Hausmittel und Kräuterauszüge herstellst, bereite vorerst kleine Mengen zu. So kannst du ohne große Verluste und Rückschläge erste Erfahrungen sammeln und deine Hausmittel-Experimente starten. Respektvoller und achtsamer Umgang mit natürlichen Ressourcen spielt auch hier eine Rolle.

KRÄUTER-IDEEN FÜR DEINEN INDIVIDUELLEN START

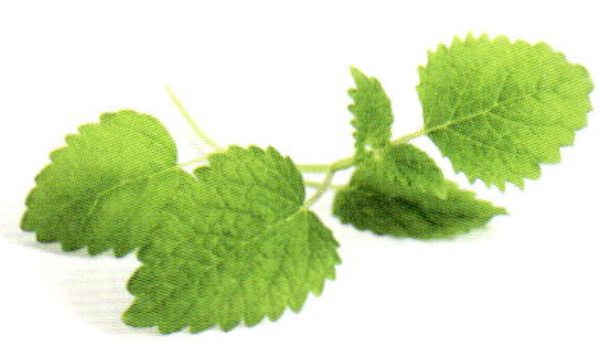

Melissa officinalis – nur die Ruhe!
Melisse beruhigt. Nicht nur innerlich, wenn sie etwa bei Bauchschmerzen als Tee getrunken wird, sondern auch als Breiauflage, die aus zerriebenen Blättern z. B. bei Sonnenbrand, nach einem Bienenstich, Kontakt mit Brennnesseln oder einer stumpfen Verletzung direkt auf die Stelle gelegt wird.

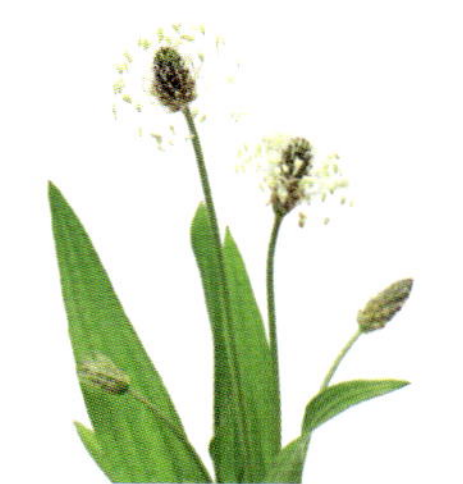

Plantagio lanceolata – das „Aua-Blatt“
Zum Start eignen sich die Wegeriche – allen voran der Spitzwegerich, der Mittlere und der Breitwegerich. Ein wunderbarer Helfer bei Insektenstichen, kleinen Schrammen, Blasen an den Füßen, Verstauchung und Co, aber auch innerlich bei Husten (Spitzwegerich).

Calendula – die sonnige Blume
Die Ringelblume. Eine bekannte Wundheilerin, die in unzähligen Überlieferungen genannt wird. Oberflächliche Wunden, Schrammen, Rötungen werden mit dieser sonnigen Blume begleitet. Sie zu erkennen oder selbst auszusäen, ihre prächtigen Blüten zu bewundern, und schließlich: aus den ersten selbst geernteten Ringelblumen einen Ölansatz herzustellen – es gibt viele Wege, um sich mit der Calendula bekannt zu machen.

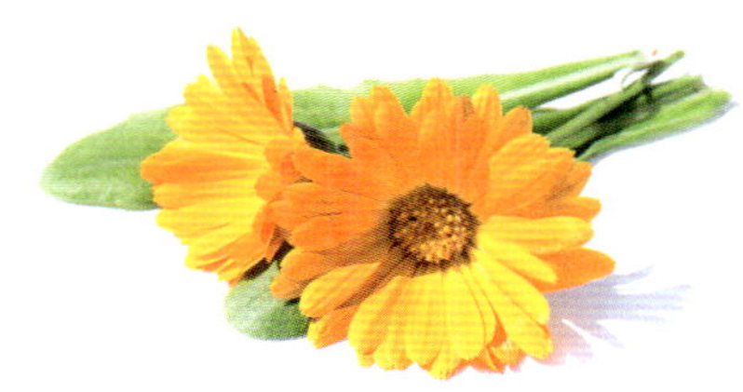

Alchemilla millefolium – kleine Wunden, großes Bauchweh
Die Schafgarbe ist oft am Wegesrand zu finden und vielseitig verwendbar. Die Alten haben sie sowohl bei Magen-Darm-Beschwerden geschätzt als auch äußerlich wegen ihrer blutstillenden Wirkung verwendet. Sie kann auch als Badezusatz bei Blasenentzündung dienen. Sie besitzt unzählige Inhaltsstoffe – das führt zu ebenso vielen verschiedenen überlieferten Anwendungsmöglichkeiten. Außerdem ist sie allgemein gut verträglich und darf für Kinder verwendet werden. Lauter gute Gründe, um sich mit ihr bekannt zu machen.

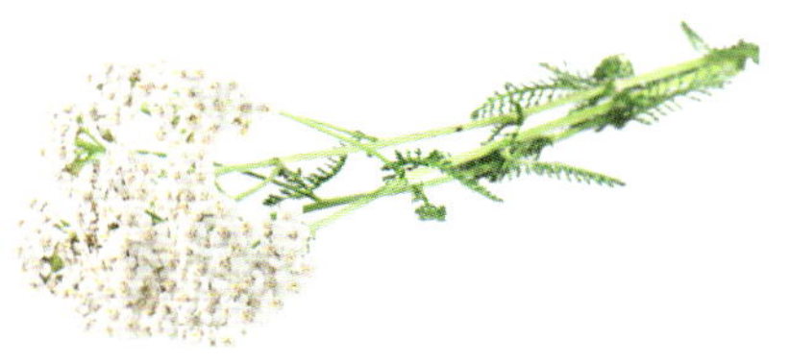

Bellis perennis – sonniges Stehaufmännchen
Das Gänseblümchen erkennt wirklich jede:r. Dass es auch essbar ist und sogar Heilkräfte besitzt, wissen nicht alle.
In der Naturheilkunde wird es innerlich bei Erkältungen angewendet, aber auch äußerlich sind Umschläge mit dem Teesud geschätzt. Damit wird unreine Haut behandelt, aber auch blaue Flecke und Prellungen werden gelindert.
Außerdem spannend für die Kinder: das Gänseblümchen ist eine Zeigerpflanze für das Wetter. Öffnet es morgens seine Blüte nicht oder schließt es sie tagsüber wieder, steht Regen an. Woher es das wohl im Vorhinein weiß? Faszinierend!

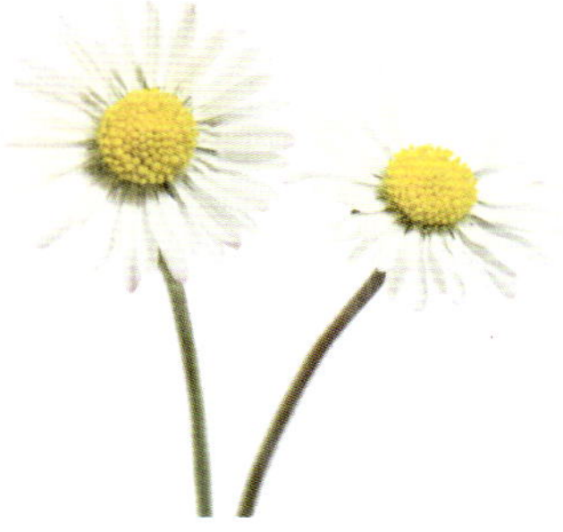

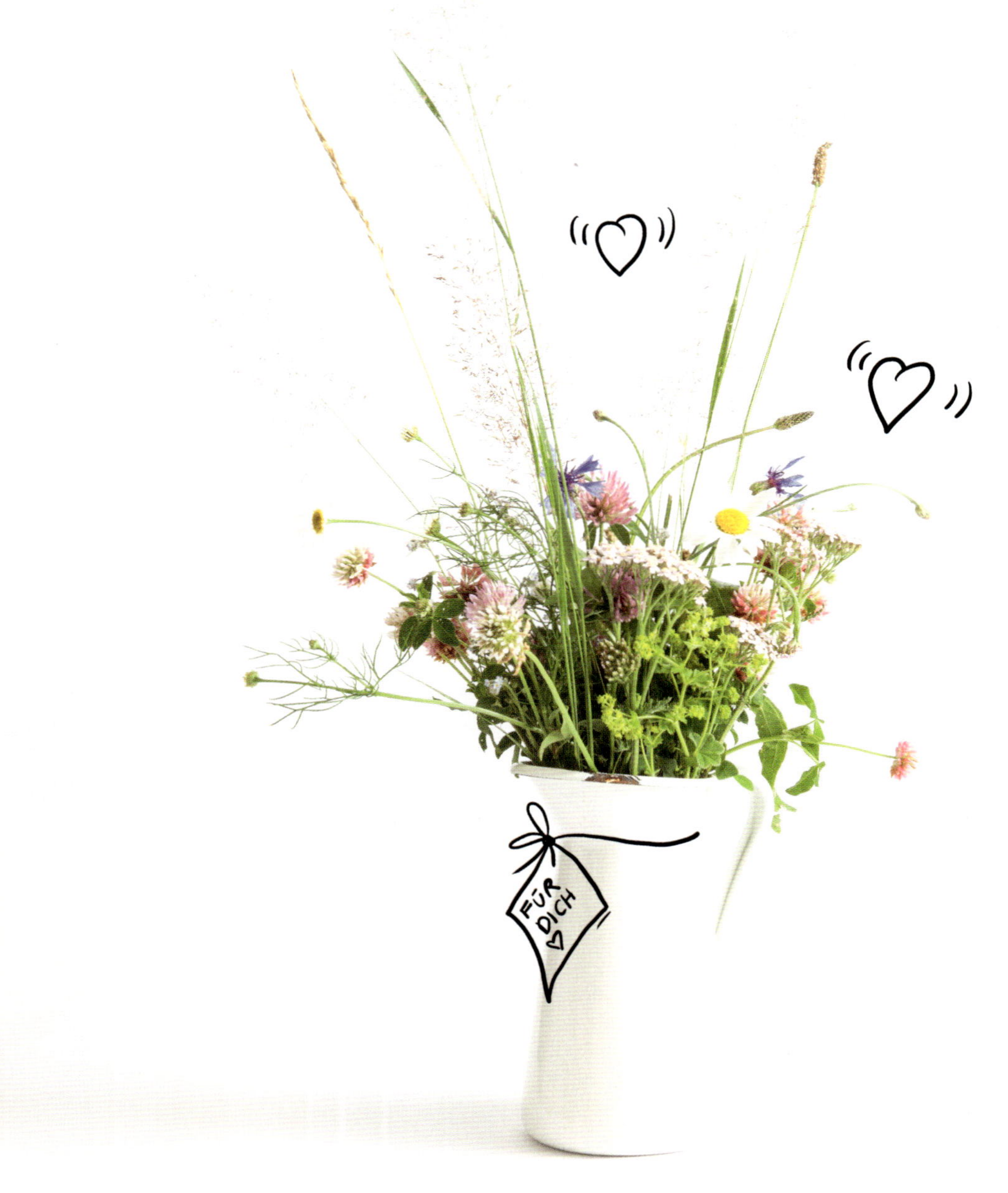
FÜR DICH

REGISTER

Alle **fett** gedruckten Einträge sind Zubereitungen, die du in diesem Buch findest.

BLEIBEN WIR IN KONTAKT!

Hast du erst mal begonnen, Hausmittel anzuwenden, tauchen im Laufe der Zeit vielleicht immer wieder Fragen und Herausforderungen auf. Du hast Lust, mit mir gemeinsam in einem Kurs die Anwendungen zu üben oder neue Rezepte auszuprobieren? Dann freue ich mich, wenn du mich auf WWW.KINDERHAUSMITTEL.COM besuchst. Dort findest du stets aktuelle Kursangebote und Videos.

Auf meiner Seite poste ich laufend neue Rezepte und Kinderhausmittel-Ideen, außerdem betreibe ich einen kleinen Shop, wo du sowohl in meinen Büchern als auch in Zutaten für eure Hausmittel stöbern kannst.

Du möchtest online Eltern treffen, die Kinderhausmittel mit ihrer Familie entdecken? Dann lade ich dich ein, mir auf den bekannten Social-Media-Kanälen zu folgen. Das Stichwort *Kinderhausmittel* führt dich zu mir.

Damit versuche ich, meinen Beitrag zur Vernetzung von Eltern zu leisten und das Netzwerk an weisen Frauen und helfenden Händen, das mich trägt, beständig weiter zu flechten.
Schön, wenn du ein weiterer Knotenpunkt in diesem Netz sein möchtest.
Bleiben wir in Kontakt!

Claudia

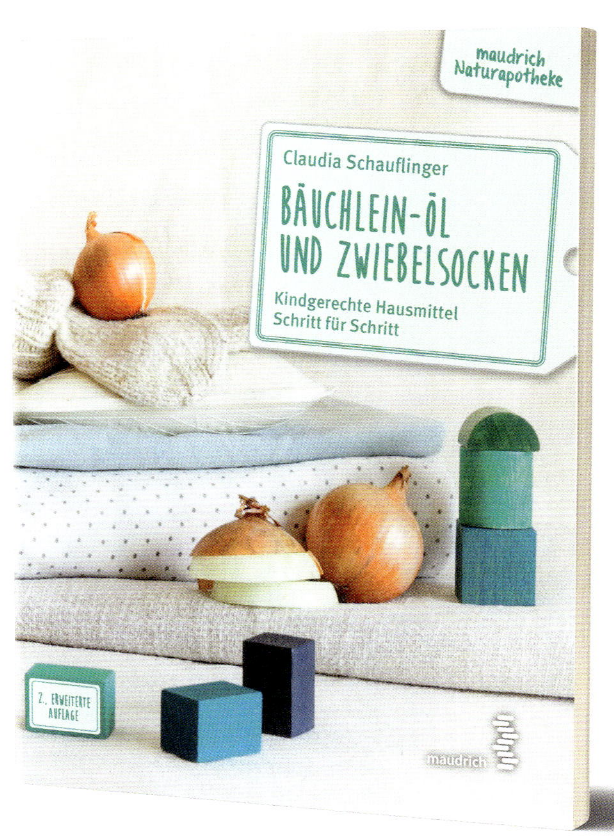

maudrich 2020
2., erweiterte Auflage
208 Seiten, durchgehend 4-farbig, Klappenbroschur
EUR (A) 19,90, EUR (D) 19,40, sFr 24,90 UVP
ISBN 978-3-99002-118-7, E-ISBN 978-3-99111-011-8

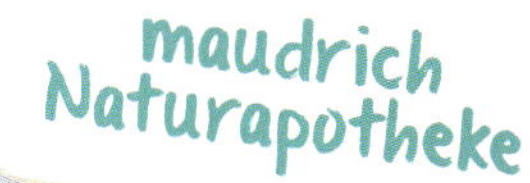

Claudia Schauflinger

BÄUCHLEIN-ÖL UND ZWIEBELSOCKEN

Kindgerechte Hausmittel Schritt für Schritt

„Durch die Verwendung von Hausmitteln können wir uns bei vielen Wehwehchen im Familienalltag selber helfen. Und mit jeder Anwendung, die wir ausprobieren und die Erleichterung bringt, erweitern wir unseren Handlungsspielraum, gewinnen Vertrauen in uns als Eltern und fühlen uns wieder mehr als Expertinnen und Experten für unser Kind."

Ob Erkältung und Fieber, Bauchschmerzen oder kleinere Unfälle: Oft braucht es nur Zuwendung, Ruhe und das eine oder andere Hausmittel, um die Angst zu nehmen und das Wohlbefinden zu steigern.
Dieses Buch bietet jungen Eltern praktische Tipps und natürliche Ruck-Zuck-Rezepte. Unkompliziert, kindgerecht und ohne Nebenwirkungen.

- Mit Video-Anleitungen!

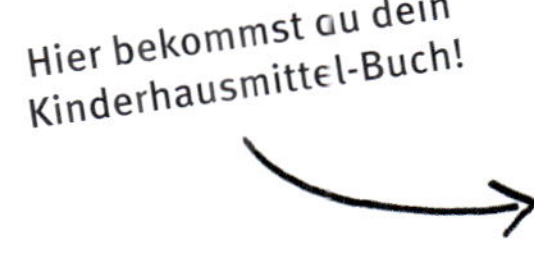

maudrich

Lange lag die Familiengesundheit fest in Frauenhänden. Deshalb wird in diesem Buch für einige Personenbezeichnungen die weibliche Form gewählt, die männliche Form ist jedoch immer mitgemeint.

Dieses Buch ersetzt nicht die persönliche medizinische Beratung und Untersuchung; Grundkenntnisse in Erster Hilfe sind ergänzend zu empfehlen. Die Autorin und der Verlag übernehmen keine Haftung für Schäden oder Beschwerden, die direkt oder indirekt aus der Verwendung der Rezepte entstehen. Bei Verdacht auf stärkere Beschwerden konsultieren Sie bitte Ihre Ärztin oder Apothekerin!

Bibliografische Information der Deutschen Nationalbibliothek
Die Deutsche Nationalbibliothek verzeichnet diese Publikation in der Deutschen Nationalbibliografie; detaillierte bibliografische Daten sind im Internet über http://dnb.d-nb.de abrufbar.

1. Auflage 2022

Facultas Verlags- und Buchhandels AG, Stolberggasse 26, 1050 Wien, Österreich

Lektorat: Sabine Schlüter, Wien
Layout und Satz: Felicitas Grabner, www.felicitasgrabner.com
Covergestaltung: Florian Spielauer, Wien
Umschlagfoto und Fotos Innenteil: © Iris Kagerer, www.iris-kagerer.at; S. 120/121: stock.adobe.com
Zeichnerische Gestaltung: Andrea Haselmayr, www.creativityhappens.at
Portrait: Barbara Wirl, www.wirlphoto.at
Druck: finidr
Printed in the E.U.
ISBN 978-3-99002-136-1
E-ISBN 978-3-99111-517-5